Iris Mäusl   Shirley Seul

Den Hunger austricksen

Iris Mäusl   Shirley Seul

Den Hunger austricksen

Nie wieder Diät

nymphenburger

Die Ratschläge in diesem Buch sind von Autoren und Verlag sorgfältig erarbeitet und geprüft, dennoch kann eine Garantie nicht übernommen werden. Ebenso ist eine Haftung des Autors bzw. des Verlages und seiner Beauftragten für Personen-, Sach- und Vermögensschäden ausgeschlossen.

Umschlag- und Innengestaltung: Atelier Sanna, München
Satz und Layout: Grafikdesign Storch, München
Herstellung: Ina Hesse
Gesetzt aus 9,5/13 pt Meta Plus Book
Repro: Typosatz W. Namisla GmbH, München
Druck und Binden: Mohn media Mohndruck GmbH
Printed in Germany
ISBN 978-3-485-01174-7

www.nymphenburger-verlag.de

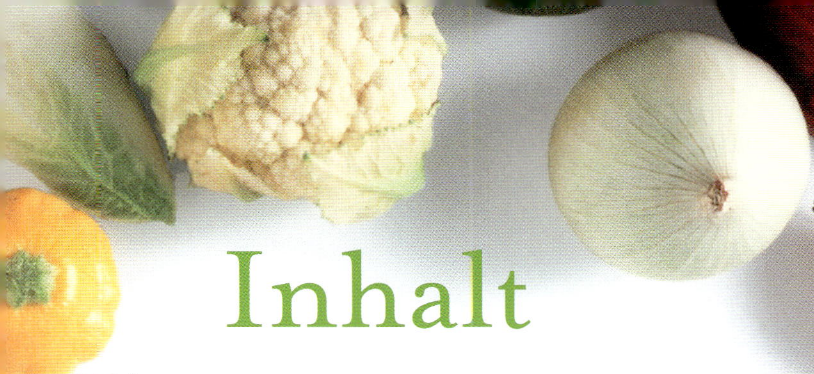

Inhalt

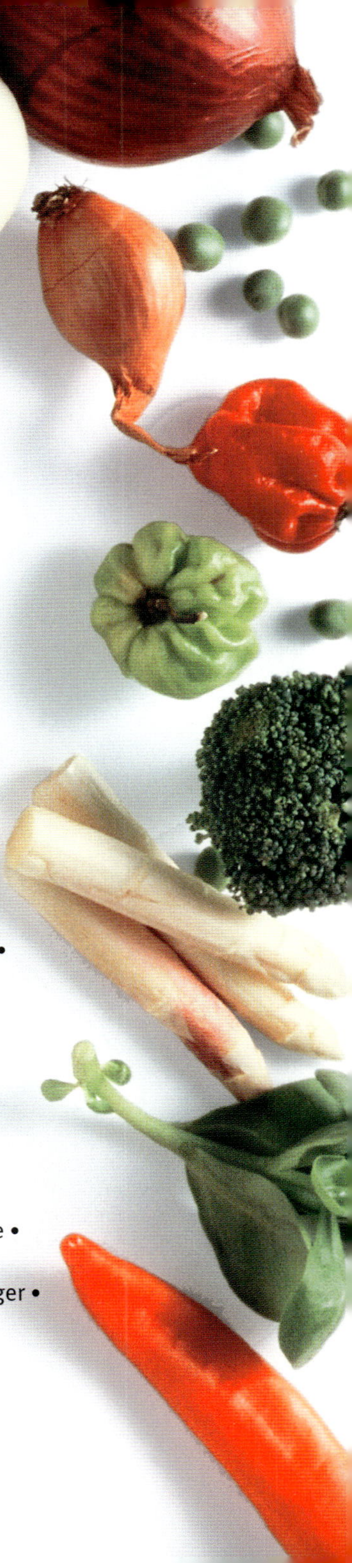

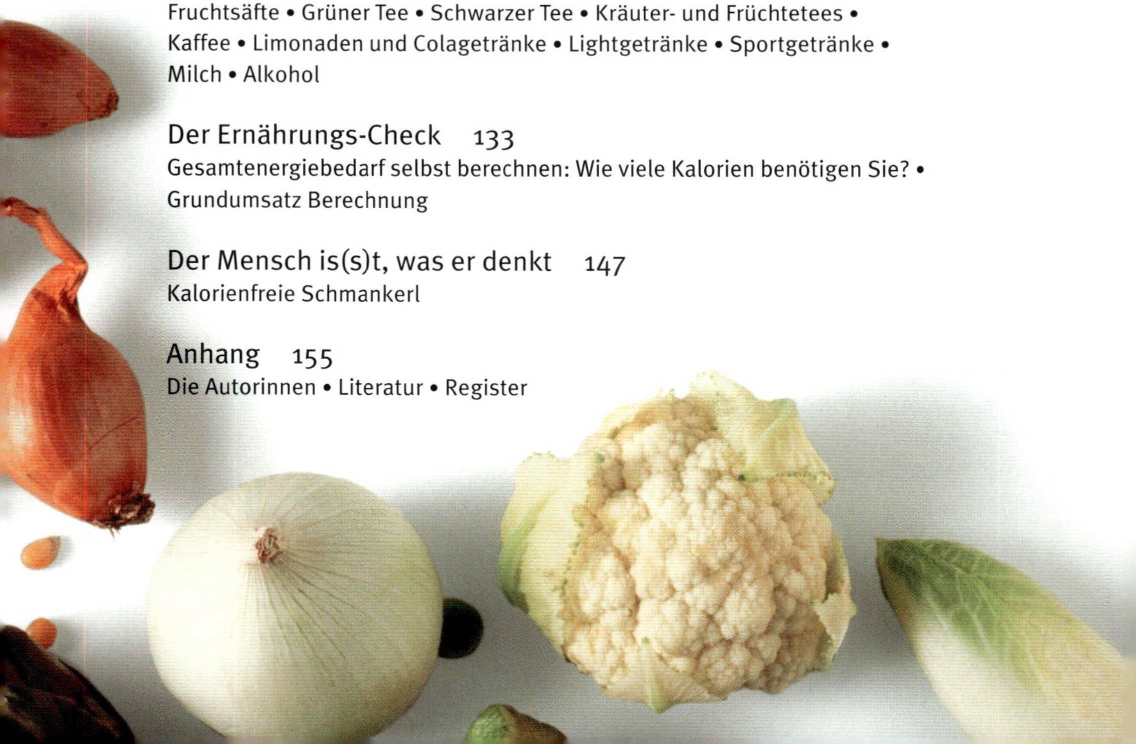

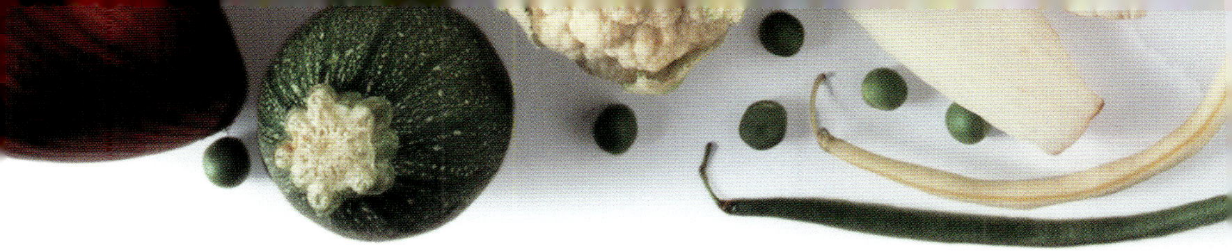

Einleitung

Am liebsten würde ich mich Ihnen mit zwei Fotos vorstellen: Iris Mäusl vorher und nachher. Sie kennen solche Fotos vielleicht. Links eine übergewichtige, unglückliche Person, rechts die glückliche, schlanke Person. Vorher/nachher.

Leider kann ich Ihnen nicht zeigen, wie ich vorher, also mit 30 Kilo mehr aussah, denn ich habe alle Fotos aus dieser Zeit meines Lebens zerrissen. Es waren nicht besonders viele, wie ich gestehe, denn ich habe mich nicht gern fotografieren lassen. Heute lasse ich mich gerne fotografieren und bin mit meinem Aussehen voll und ganz zufrieden.

Ich halte mein Gewicht seit sieben Jahren – und das ohne Probleme, ohne auf etwas zu verzichten. Ich halte es, OHNE ZU HUNGERN!

Ich bin mir darüber bewusst, dass das Versprechen, ohne Hungern schlank zu werden und zu bleiben, von vielen »Gurus« gegeben wird und vielleicht haben Sie selbst auch schon an so manches Versprechen geglaubt und sind dann enttäuscht worden. Dennoch möchte ich Ihnen Mut machen: Es ist möglich. Und es ist nicht mal besonders kompliziert – wenn Sie die richtigen Tricks kennen. Es geht schlicht darum, den Hunger in den Griff zu bekommen. Und das ist machbar ... Leichter, als Sie es sich im Moment vielleicht vorstellen können.

Nach einer pharmazeutischen Ausbildung bin ich seit 15 Jahren im Bereich Gesundheit/Kosmetik tätig, gebe Seminare über Ernährung und bilde Ernährungsberater aus. Seit vielen Jahren arbeite ich als Expertin für Kosmetik und Ernährung für verschiedene TV-Sendungen.

Meine Mitautorin Shirley Seul hat rund vierzig Bücher zu verschiedensten Themen veröffentlicht und mit ihr zusammen bilde ich gern ein inhaltlich »schwergewichtiges« Autorinnen-Duo.

Wir sind überzeugt davon, dass sich beim Lesen dieses Buches eine Menge für Sie verändern wird! Falls Sie in nächster Zeit irgendwelche alten Fotos zerreißen wollen – bewahren Sie wenigstens eins auf! Wer weiß, vielleicht motiviert es ja einmal eine Freundin oder einen Freund, den Weg zu beschreiten, auf dem Sie dann schon längst erfolgreich, lebensfroh und schlank ein gutes Stück weit vorausgegangen sind.

Alles Gute für Sie!
Iris Mäusl und Shirley Seul

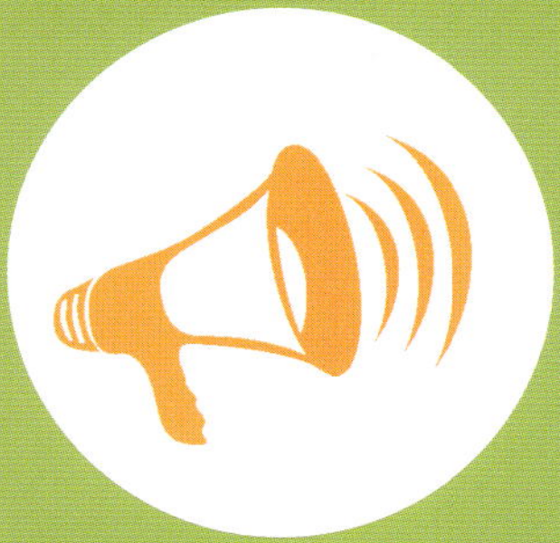

Machen Sie den ersten Schritt

1

Möchten Sie selbst auch abnehmen? Fühlen Sie sich einfach nicht mehr so wohl in Ihrer Haut und möchten etwas verändern? Sie möchten diesen ständigen Hunger endlich einmal auf der Sparflamme schmoren lassen – doch wie soll das bloß funktionieren? Es ist einfacher, als die meisten Menschen glauben. Leider wissen die meisten Leute nicht, wie einfach es ist.

Je nachdem, was wir essen, schlägt die Nahrung entweder den Weg Richtung Hüften ein oder sie wird vom Körper anderweitig verwertet. An den Hüften vorbeigeschmuggelt sozusagen. In jedem Menschen ist dieser zweite Weg angelegt. Doch durch die Lebensmittelindustrie hat unser Hunger verlernt, uns die gesunde Variante der Lebensmittel anzuzeigen, mit den Inhaltsstoffen, die wir gerade benötigen und die nicht sofort auf den Hüften landen. (So etwa Nüsse statt Schokolade.)

Intuitiv wissen wir nämlich genau, was das Richtige für uns ist. Doch es wird immer komplizierter, diese Intuition durchzusetzen. Die Lebensmittelindustrie ist wachsam und nutzt viele Erkenntnisse aus Chemie und Wissenschaft dazu, die menschliche Intuition zu überlisten. Das bedeutet, wir sollten mindestens genauso wachsam sein – und uns nicht überlisten lassen!

Mit diesem Buch bekommen Sie das Insiderwissen an die Hand, das Sie brauchen, um versteckte Fette und Fallen zu erkennen und leichtfüßig zu umgehen. Und das alles gut gelaunt, denn diese Lebensveränderung macht auch noch Spaß. Satt, beschwingt und vital – so lautet das Lebensgefühl, mit dem wir Sie »verführen« möchten. Ein Lebensgefühl, das jeder Mensch erfährt, der seinem Körper das gibt, was er braucht.

Dieses Buch möchte Ihnen Mut machen, Ihrer Intuition zu vertrauen. Es geht aber auch um Fakten. Fakten, die Ihnen beweisen, dass Sie den Hunger austricksen können. Fakten, die Ihnen erklären, warum weniger essen oft nicht zur Gewichtsabnahme führt, woher die Lust auf Schokolade kommt, warum man beim Essen erst nach zwanzig Minuten satt wird, wie man sein Traumgewicht erreicht und hält – und vieles mehr.

Gewichtige Probleme

Wenn man sich bewusst macht, dass die meisten Diäten früher oder später scheitern, muss man die willensstarken Menschen, die sich Diäten auferlegen und durchhalten, bewundern. Doch gerade diese besonders willensstarken Menschen halten sich selbst in vielen Fällen für besonders willensschwach und undiszipliniert. Weil die Diät eben nicht klappt. Sonst wären sie doch schlanker geworden. Sonst hätten sie ihr Gewicht doch gehalten. Sonst hätte die neue Wunderdiät doch »angeschlagen«– aber Wunder gibt es anscheinend immer nur bei anderen. Glauben Sie uns: Es liegt nicht an Ihnen, sondern an der Diät – an dem falschen Konzept von Diäten an sich!

Der größte Teil der deutschen Bevölkerung ist mit dem eigenen Gewicht unzufrieden. Die meisten Menschen haben Diäten ausprobiert und dabei keine oder höchstens mäßige Erfolge erzielt. Oder ihr Lebensgefühl hat sich dabei deutlich verschlechtert. Zu den negativen Folgen von Diäten gehört also nicht nur eine Gewichtszunahme, der berühmte Jo-Jo-Effekt, sondern auch das unangenehme Gefühl, versagt zu haben. Liegt es jedoch wirklich an den Menschen? Liegt es nicht vielmehr an den Diäten?

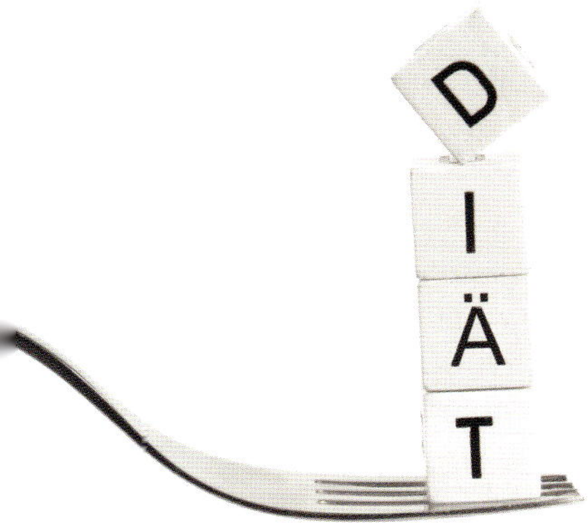

In erster Linie liegt es am Hunger, da sind sich viele einig: *»Wenn ich keinen Hunger hätte, würde ich jede Diät spielend durchhalten.«* Ist der Schlüssel zur Schlankheit also im Hunger versteckt? Nicht im Hungern wohlgemerkt, sondern im Hunger? Das kann rundweg bejaht werden und die Schlussfolgerung lautet: Wenn wir unseren Hunger im Griff haben, dann klappt auch die Diät beziehungsweise – dann brauchen wir keine mehr.

Aber wie kriegen wir den Hunger in den Griff?

Indem wir ihn austricksen! Austricksen können wir nur, was wir wirklich gut kennen. Deshalb werden wir in diesem Buch den Hunger sehr gut kennenlernen und ihm dann einen angemessenen Platz zuweisen. Nie wieder soll er uns plötzlich und fast ein wenig hämisch in Form einer Heißhungerattacke mit einem Besuch überraschen. Nie mehr werden wir einen Bärenhunger haben, obwohl wir doch gerade erst gegessen haben. Kleiner, aber feiner Nebeneffekt: Gewichtsabnahme und Gesundheit.

Viele Menschen haben nur ein sehr oberflächliches Wissen über die Zusammenhänge, die unseren Hunger und die Nahrungsverwertung beeinflussen. Mythen gibt es dafür genug: Fast jeder weiß, dass

Chips dick machen. Schokolade ebenso, aber sie macht wenigstens noch glücklich. Sport macht schlank und FDH sei sowieso das Beste, wenn man abnehmen möchte. Außerdem muss man sich quälen und auf alles Angenehme verzichten, denn Gewichtsabnahme gibt es nicht geschenkt. Da geht es im wahrsten Sinne des Wortes ans Eingemachte.
... So oder so ähnlich. Groß ist dann die Enttäuschung, wenn die verflixte Waage einfach kein Einsehen haben will und die Bemühungen nicht belohnt werden, sondern womöglich der Zeiger sogar nach oben gestiegen ist. Wo man doch alles »richtig« gemacht hat!

»Es liegt nicht am mangelnden Durchhaltevermögen, wenn Diäten scheitern!
Vielmehr sind Diäten an sich der falsche Weg!«

Warum Diäten scheitern

Traditionelle Diäten zur Gewichtsreduktion basieren meist auf einer Verringerung der Energiezufuhr, sprich: weniger essen. Es werden Kalorien reduziert – bei manchen Diäten betrifft das vor allem Fett oder Zucker und zuweilen wird auf eines von beiden weitgehend verzichtet.
Manche Diäten predigen die Vielfalt, andere bauen auf ein einziges oder wenige Nahrungsmittel – immer mit demselben Effekt: Früher oder später verliert man die Lust am Essen komplett. Leider wirken diese Diäten nicht so, dass man dann gar nichts mehr isst, im Gegenteil. Man will erst recht all das Süße, Köstliche und Verlockende, kurz: das Verbotene. Die Strafe folgt wie so oft gleich doppelt. Gewichtszunahme und das Gefühl, versagt zu haben.

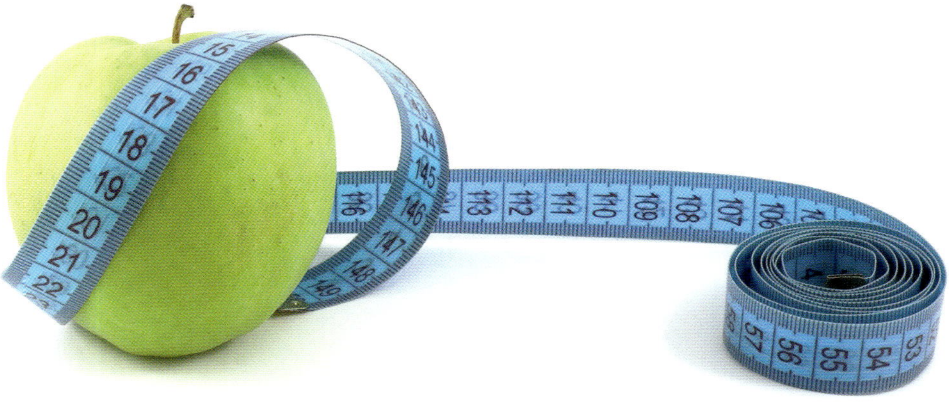

Manche Diäten basieren auf der Annahme, die Psyche sei verantwortlich für Übergewicht oder die Hormone und der Stress. Am besten sei es, mit seinem Gewicht einfach glücklich zu sein. Der Ansatz ist nicht falsch, man soll sich akzeptieren und ein gutes Verhältnis zu seinem Körper haben. Aber glücklich sein ist manchmal nicht so einfach, wenn man sich nicht mehr wohlfühlt in seiner Haut.

Ja, es gibt genetische Ursachen für Übergewicht – aber das ist nur die halbe Wahrheit. Vor hundert Jahren war Fettleibigkeit in den USA völlig unbekannt. Heute gilt sie mit ihren gravierenden Folgen als Gesundheitsproblem Nummer eins. Insofern kann es wohl nicht allein an der Vererbung liegen und es ist nicht wirklich klug, sich auf eine genetische Veranlagung zu berufen, die nächste Tüte Chips aufzureißen und sich zu freuen, dass man nichts dafür kann.

Sie können etwas dafür! Jeder kann etwas dafür. Darin liegt ja unser wunderbarer Vorteil, nämlich dass wir etwas verändern können. Dass wir den Hunger, dessen »Sklave« wir bislang waren, zu unserem Diener machen können. Wir müssen es nur geschickt angehen.

»Wenn wir maximale Ergebnisse bei minimalem Aufwand erreichen wollen, müssen wir wissen, was dahintersteckt.«

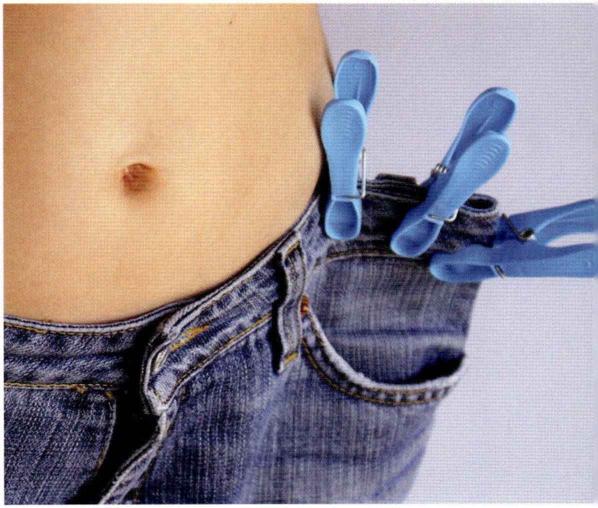

Ernährungsprotokoll

Vorsicht! Da sich Ihre Essgewohnheiten ändern werden, wenn Sie nun weiterlesen, sollten Sie zuerst den Ist-Zustand festhalten. Gönnen Sie sich eine Woche Zeit dafür.

Wir empfehlen Ihnen, zunächst das Lesen einzustellen und eine Woche lang nachfolgendes Ernährungsprotokoll auszufüllen. Erst dann sollten Sie weiterlesen. Gegen Ende des Buches werden wir Sie bitten, ein zweites Protokoll auszufüllen. So können Sie dann beide Protokolle nebeneinanderlegen und miteinander vergleichen. In Iris Mäusls Seminaren zur Ernährungsberatung gab es noch keinen Teilnehmer, der beim Vergleich der Protokolle kein Aha-Erlebnis gehabt hätte. Es macht vielleicht ein bisschen Mühe – doch es lohnt sich! Zudem kann einem die Bewusstmachung all dessen, was man innerhalb einer Woche so zu sich nimmt, bereits die Augen öffnen und dazu motivieren, etwas zu verändern.

Sollten Sie trotzdem weiterlesen, werden Sie kein Ihrer heutigen Realität entsprechendes Ernährungsprotokoll mehr erstellen können – weil sich Ihr Leben dann bereits verändert haben wird.

Bevor Sie die Tabelle ausfüllen, machen Sie sich Gedanken über Ihr realistisches Ziel. Das kann eine Kleidergröße sein oder eine Kilogrammangabe, es kann bedeuten, zu einem bestimmten Anlass in ein bestimmtes Kleidungsstück wieder locker hineinzupassen und sich nicht beengt zu fühlen – was auch immer. Definieren Sie zwei Ziele, ein kurzfristiges für einen Zeitraum von drei Monaten und ein langfristiges für ein Jahr. Bleiben Sie zu Beginn lieber realistisch und geben Sie Ihrem Körper Zeit für all diese Veränderungen. Aber seien Sie dabei auch nicht zu »bescheiden«, denn der Erfolg wird sich mit Sicherheit einstellen.

Fertigen Sie nun also Ihr Protokoll über Ihre Ernährungs- und Trinkgewohnheiten an. Bitte vergessen Sie dabei keine »Sünde«, und sei sie auch noch so klein. Sie müssen das Protokoll niemandem zeigen, es ist nur für Sie selbst – daher gibt es keinen Grund zum Schummeln.

Bitte notieren Sie zusätzlich alle Aktivitäten, also Sport und Bewegung, ab einer Dauer von 15 Minuten.

Zu Beginn sollte das Gewicht auf Ihrer eigenen Waage kontrolliert werden, am besten morgens nach der Toilette und ohne Bekleidung. Sie brauchen sich nicht jeden Tag zu wiegen, es genügt, wenn Sie es einmal tun, bevor Sie das Protokoll ausfüllen. Somit verfügen Sie über einen Ausgangswert, der Ihnen Ihre Entwicklung und Erfolge anzeigt.

Mit der Bestimmung des Ist-Zustandes haben Sie den ersten entscheidenden Schritt zu einer Ernährungsumstellung getan. Bitte ändern Sie Ihre bisherigen Essgewohnheiten jetzt noch nicht, nur so können Sie sich später ein genaues Bild von Ihren alten Gewohnheiten machen. Sie werden staunen! Also probieren Sie es aus … Jetzt sind Sie dran!

Tag	Montag	Dienstag	Mittwoch	Donnerstag	Freitag	Samstag	Sonntag
Zeit							
Frühstück							
Zeit							
Zwischen-mahlzeit							
Zeit							
Mittag-essen							
Zeit							
Zwischen-mahlzeit							
Zeit							
Abend-essen							
Zeit							
Zwischen-mahlzeit							
Hunger							
Laune/ Stress							
Sport							

Der berühmt-berüchtigte Jo-Jo-Effekt

Kein Beispiel ist besser geeignet als die sogenannte »Nulldiät«, um zu begreifen, warum »wenig essen« nicht funktioniert. Doch zunächst ist es sinnvoll, generell zu verstehen, was geschieht, wenn wir ganz normal essen: Sobald wir etwas essen, steigt unser Blutzuckerspiegel. Er zeigt an, wie viel Glukose sich in unserem Blut befindet, und sorgt dafür, dass unsere Zellen und vor allem das Gehirn mit Energie versorgt werden. Beim gesunden Menschen schwankt der Blutzuckerspiegel im Laufe des Tages, er steigt und fällt, abhängig hauptsächlich von den Mahlzeiten, die man zu sich nimmt. Steigt der Blutzuckerspiegel nach der Nahrungsaufnahme an, sorgt das in der Bauchspeicheldrüse gebildete Hormon Insulin dafür, dass der Zucker aus dem Blut in den Zellen gespeichert wird.

Insulin ist lebensnotwendig. Wer Probleme mit dem Insulinstoffwechsel hat, gilt als zuckerkrank, denn ein dauerhaft hoher Blutzuckerspiegel kann zu Nierenversagen und Erblindung führen. Auch gesunde Menschen sollten darauf achten, den Blutzuckerspiegel vor zu vielen Schwankungen und zu starkem Ansteigen zu bewahren.

Der Hunger kommt!

Wenn wir längere Zeit nichts essen, sinkt der Blutzuckerspiegel stark ab. Dadurch sind die Zellen und vor allem das Gehirn mit Energie unterversorgt. Das Gehirn als grandioses Steuerzentrum des Menschen reagiert auf diese Unterversorgung mit einem Alarm: Hunger! Diesen Befehl können wir nicht einfach ignorieren. Das Gehirn will Nahrung. Jetzt. Sofort. Es gibt dabei jedoch nicht an, was es genau möchte. Ob 3 Gramm Fett oder 7 Gramm Eiweiß, einen Hamburger oder eine Handvoll Nüsse – ganz egal. Das Gehirn möchte einfach etwas zu essen, und zwar schnell. Wenn wir nicht gerade eine Nulldiät machen, werden wir diesem Befehl auch nachkommen. Dumm wären wir, wenn wir es nicht täten.

Wichtig an dieser Stelle festzuhalten ist, dass das Gehirn der Chef ist und wir uns nicht dagegen auflehnen können. Wir

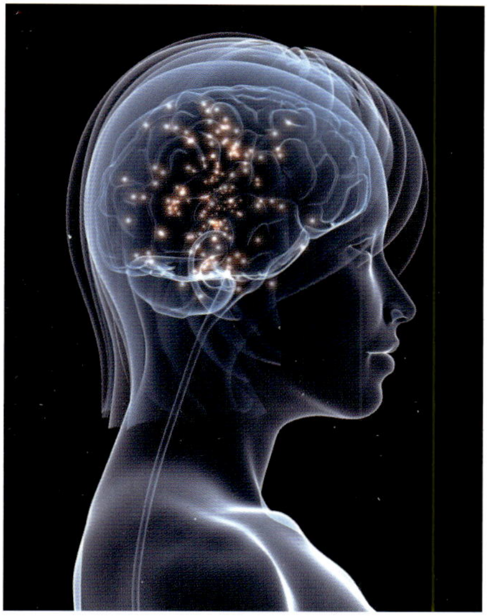

können den Hungeralarm, den unser Gehirn sendet, nicht einfach wegdenken. Der Hunger ist genauso lebenswichtig wie die Atmung. Wir können und dürfen ihn nicht ignorieren.

Nulldiät ist Notzeit

Wenn wir trotz des dringenden Appells von »ganz oben« die enorme Willensanstrengung leisten, den Hunger zu ignorieren und nicht essen, muss der Körper (bzw. das Gehirn) sich etwas einfallen lassen – und das tut er: Er macht sich über die im Körper gespeicherten Zuckerreserven her. Sehr gern bedient er sich in der Leber. Nach ungefähr zwei Tagen ist dort nichts mehr zu holen und nun werden andere Lager geplündert. Ideal hierfür: die Muskeln. Die werden jetzt konsequent abgebaut. An dieser Reaktion sehen wir wieder einmal sehr deutlich die faszinierende Intelligenz der Natur: Wenn wirklich eine Notsituation herrschen würde – also nicht nur eine vorgespielte, denn eine Nulldiät simuliert ja nur den Ausnahmezustand –, wäre Energiesparen gefragt. Da Muskeln am meisten Energie verbrauchen, ist es sinnvoll, bei ihnen einzusparen. Sinnvoll ja, aber kaum in unserem Sinne!

Die heldenhaften Anstrengungen, eine Nulldiät durchzuhalten, bringen somit doch nicht den gewünschten Effekt. Denn das Unterhautfettgewebe, auch gern liebevoll als »Hüftgold« bezeichnet, möchte der Körper nicht ziehen lassen, sondern lieber bei sich haben. Genau das, was wir loswerden möchten, möchte er behalten, da es als Isolationsschicht nach außen wirkt und sehr viel Energie sparen kann bezüglich der Aufrechterhaltung der Körpertemperatur.

Diese Isolationsschicht – denken Sie an eine Thermoskanne – ist von enormer Bedeutung und zeigt deutlich die geniale Architektur unseres Körpers.

Leider weiß der Körper trotz all seiner Brillanz nicht, dass die Notsituation, in der er sich bei einer Nulldiät befindet, gar nicht echt ist, dass wir ja nur spielen und dass wir auch keine Thermoskanne sein möchten. Das alles ist ihm völlig egal, er hat eine Notlage, einen Ausnahmezustand und so reagiert er. Die Muskeln schrumpfen und die Fettisolierung bleibt erhalten. Nach einer Weile gibt es einen verzweifelten Menschen mehr, der dann vielleicht auch noch von anderen belächelt wird, weil er es wieder nicht geschafft hat, dabei hat er doch alles »richtig« gemacht ...

Nein, hat er ganz und gar nicht. Denn der Körper unterscheidet leider nicht, welche Muskeln abgebaut werden. Auch der Herzmuskel ist ein Muskel, der vom Abbau nicht verschont wird.

Zusätzlich wird bei diesem Notmodus viel Wasser verloren, denn wenn der Körper Muskeln abbaut, ist immer auch Wasser daran gebunden. Das bedeutet, in der

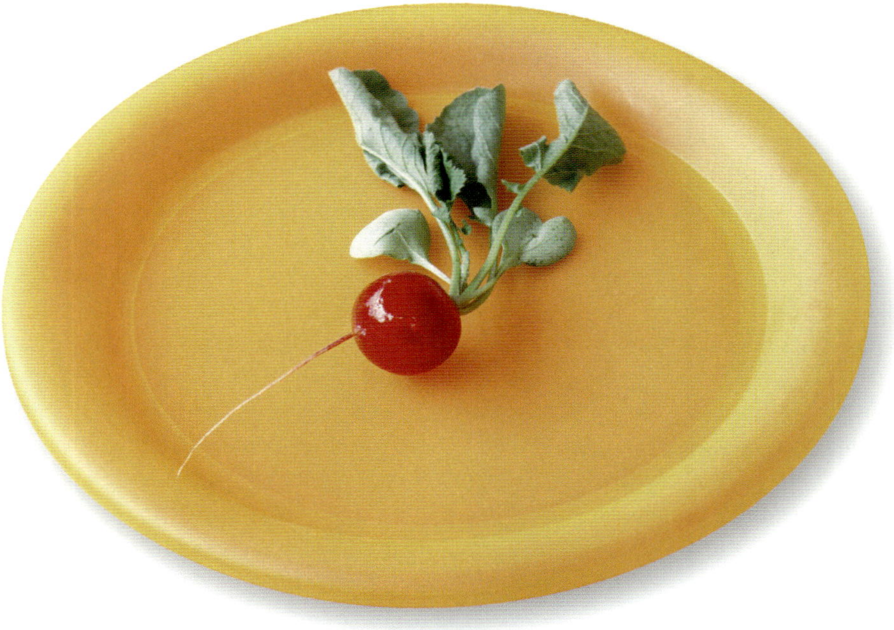

Das große Ziel, Fettzellen zu reduzieren, erfordert einen langen Atem: Erst nach acht bis zehn Jahren sterben Fettzellen, die in dieser Zeit nicht mehr neu gefüllt wurden, ab. Das bedeutet, wir müssen ein erreichtes Körpergewicht dementsprechend lang halten, ehe die Fettzellen nicht mehr im Untergrund lauern. Aber keine Sorge: Mit unseren Tricks klappt das gut!

ersten Zeit verlieren die Willigen bloß Muskelmasse und Wasser. So konnte sich auch der Mythos entwickeln, nur FDH helfe wirklich. Kurzzeitig kann man auf der Waage zwar eine Abnahme verzeichnen, aber was hier schwindet, ist wünschenswertes Muskelgewebe und das in ihm enthaltene Wasser.

Die Schrumpfung des Herzmuskels und der Wasserverlust können starke gesundheitliche Folgen haben – bis hin zum Tod. Damit würde eine Nulldiät irgendwann enden, wenn man sie so lange durchhalten wollte, bis alle Fettdepots »weggeschmolzen« sind – denn rein theoretisch: Erst nach 28 Tagen Nulldiät würde der Körper seine Energie zu 50 % aus Fett beziehen. Diese Fettzellen leeren sich übrigens, aber sie lösen sich nicht in Luft auf. Sie warten darauf, bis sie wieder gefüllt werden, bis diese Sauregurkenzeit endlich vorüber ist, bis ... die Nulldiät aufhört.

Jo-Jo isst mit

Und dann? Dann essen wir wieder und Jo-Jo isst mit: Wenn wir nach einer Diät genauso viel essen wie vorher, sind plötzlich durch den um bis zu 30 % gesenkten Grundumsatz 30 % ZU VIEL Energie vorhanden, die durch die Einsparungen der geringeren Muskelmasse und die sichere Fettisolation entstanden ist. Diese Energie muss irgendwohin.

Unser kluger Körper legt sie weise an: Um auch eine vielleicht bevorstehende nächste Notzeit bewältigen zu können, wird der Überschuss nicht in Muskeln investiert, sondern in eine mollig wärmende Fettschicht.

Dem Hunger auf der Spur

2

Wir bekommen Hunger, wenn akuter Nährstoffmangel herrscht und dies vom Gehirn als Alarmzeichen gewertet wird. Dabei geschieht im Körper eine ganze Reihe von Dingen:

- Die Leber meldet nachlassenden Energieumsatz.
- Der Stoffwechsel verlangsamt sich.
- Verschiedene Organe »funken« das Gehirn an, dass Treibstoff benötigt wird, um die Versorgungssysteme aufrechtzuerhalten.

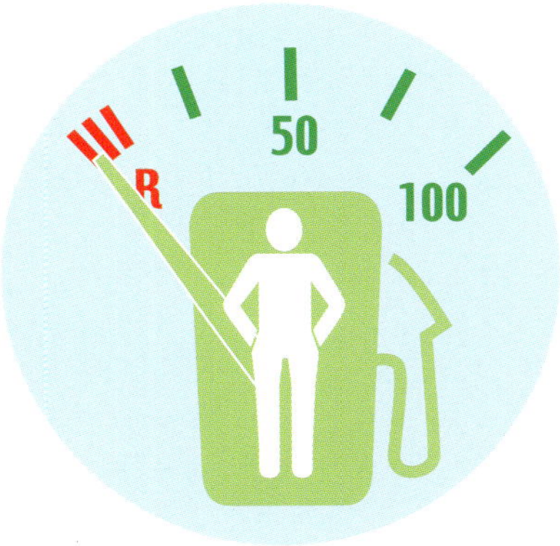

Einfach ausgedrückt: Die Benzinuhr zeigt Reserve an. Während das beim Auto schlicht und ergreifend Benzinmangel bedeutet, kann es beim Menschen vielerlei bedeuten. Zucker-, Eiweiß-, Fett-, Vitamin-, Mineralienmangel – egal was genau fehlt, der Alarm wird ausgelöst.

»Das bedeutet: Hunger ist ein Mangel.«

Wenn diese Mangelsituation vermieden wird, kommt es auch nicht zum plötzlichen, kompromisslosen Hunger, an dessen Ende eine ungesunde und ausufernde Heißhungerattacke steht und an deren Ende wiederum das Gefühl steht, versagt zu haben. Dabei gäbe es gar keinen Grund dafür. Wir haben getan, was wir tun mussten: Wir haben gegessen. Wir haben nur einen Fehler gemacht: Wir haben zu spät gegessen und deshalb hat sich schon zu viel Hunger angestaut. Ein Mangel ist entstanden, sodass wir mit akutem Heißhunger das Falsche und womöglich auch zu viel gegessen haben.

Hunger kontra Heißhunger

Haben wir nun den Übeltäter dingfest gemacht: Hunger, die Wurzel allen Übels? Nein. Hunger ist der Motor unseres Lebens. Ohne Essen kein Leben. Hunger signalisiert uns, dass wir essen sollten. Nun gibt es aber verschiedene Arten von Hunger. Wir kennen den Appetit, den leichten, den starken Hunger und schließlich den dringenden, kompromisslosen Heißhunger. Während es sich beim Appetit eher um Gelüste handelt,

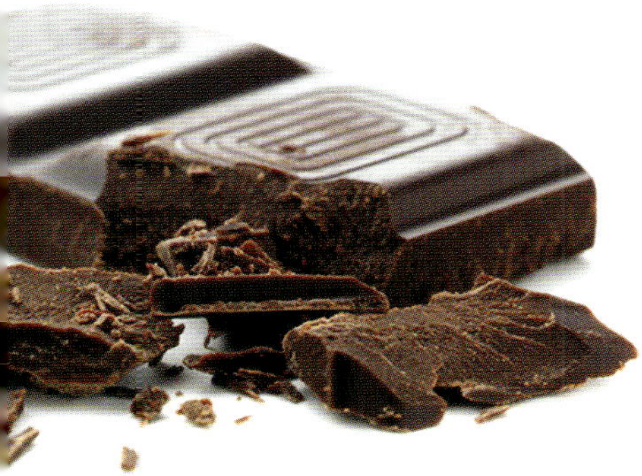

die schnell kommen und gehen und abhängig von Sinnesreizen sind, ist der Hunger ein Muss und der Heißhunger ein Muss-sofort! Interessant am Appetit ist, dass er uns mit seinen Impulsen zeigt, wovon wir gerade eine Portion brauchen könnten, was wir bemerken, wenn wir ihn sensibel wahrnehmen. Appetit kann ein wichtiger Hinweisgeber für einige Befindlichkeitsstörungen und Bedürfnisse des Körpers sein.

Was Ihr Hunger verrät

➔ Schokolade!

Nicht umsonst heißt es, Schokolade macht süchtig. Schuld an dieser süßen Sucht ist die einzigartige, unbeschreiblich wunderbare Mischung aus Zucker und Fett. Wenn diese Mischung erst mal sanft auf der Zunge schmilzt … dann ist man vielleicht sogar glücklich – bis die Reue kommt und das heulende Elend. Dieses Auf und Ab passt vortrefflich dazu, dass viele Frauen besonders vor oder während ihrer Regel Heißhunger auf Schokolade verspüren. Der Grund dafür ist ein Ungleichgewicht der Hormone Östrogen und Progesteron. Dieses Ungleichgewicht zu kennen ist jedoch kein Freibrief, ihm hemmungslos zu frönen und eine ganze Tafel Schokolade zu essen – Bananen oder eine Tasse Kakao sind auch süße Trostpflaster für gewisse Tage.

➔ Milchprodukte!

Wen die Lust auf Milchprodukte packt – egal ob Käse, Joghurt, Quark, Buttermilch –, der könnte dies auch mit der Botschaft: Kalzium- und Magnesiummangel übersetzen.

Geben Sie diesem Appetit nach, denn er zeigt Ihnen, was Ihnen fehlt.

Aber bitte vergessen Sie nicht: Milch ist kein Wasser, auch wenn sie flüssig ist, sondern als Nahrungsmittel zu betrachten – 200 Milliliter Milch (ein Glas) enthalten immerhin 130 Kalorien – so viel wie eine Brezel. Hier böte sich als Alternative die fettarme Milch an, bei der die Vitamine im Vergleich zur Vollmilch zwar reduziert, Kalzium und Magnesium jedoch noch vollständig enthalten sind.

➔ Kaffee!

Wenn das Koffein-Notlicht flackert, ist dies eine Bitte um Energie + Kick. Doch nicht nur Kaffee liefert Energie, zumal die Energie, die uns Kaffee schenkt, nicht wirklich nährend ist, wenn auch anregend. Hören Sie einmal genau in sich hinein: Vielleicht muss es gar nicht Kaffee sein? Vielleicht brauchen Sie jetzt kräftigende Nahrung. Wie wäre es mit einem Müsli? Auch Obst tut gut. Das bedeutet nicht, dass Sie keinen Kaffee mehr trinken sollten, sondern lediglich, dass Sie Ihre Feinabstimmung trainieren sollten. Und wie wäre es zur Abwechslung mal mit Tee? Oder heißem Ingwerwasser. Ingwer ist ein erfrischender Fitmacher!

➔ Sauer macht lustig!

Und das ist manchmal gar nicht lustig, denn wer ein heftiges Verlangen nach Saurem verspürt, egal ob in Äpfeln, Essiggurken oder Grapefruits, und das Salatdressing radikal mit Essig »verfeinert«, signalisiert damit, dass er Vitamine braucht.

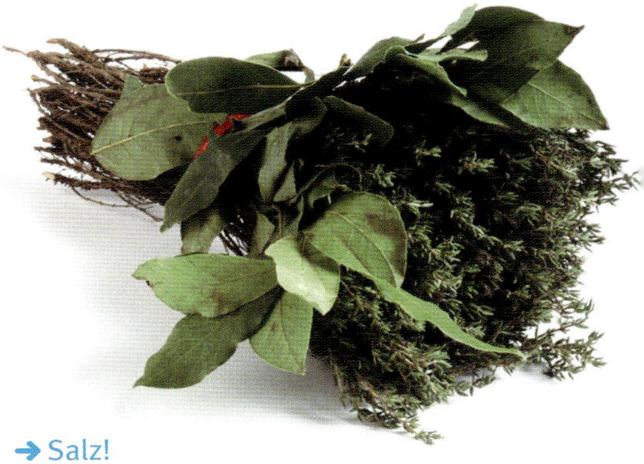

➔ Salz!

Im Normalfall sollten wir nicht mehr als 6 g Salz pro Tag zu uns nehmen. Doch wenn der Heißhunger auf Kapern, Chips, Salzstangen, ja sogar Salz pur Sie erfasst, dann versucht Ihr Körper vielleicht, seinen Salzhaushalt nach einer sportlichen Leistung, bei der sehr viel geschwitzt wurde, auszugleichen. Denn beim Schwitzen verliert der Körper Mineralstoffe. Lust auf Salziges kann aber auch auf eine Funktionsstörung von Nebenniere oder Schilddrüse hinweisen.
Versuchen Sie anstelle von Salz auf andere Gewürze wie z. B. Liebstöckel, Koriander, Muskat und vor allem pikante Gewürze zurückzugreifen. Sie bieten mehr Vielfalt und intensivieren das Geschmackserlebnis auf gesunde Weise.
Übrigens: Alkohol steigert die Lust auf Salziges!

➔ Scharfe Sachen!

Wo anderen die Augen tränen und sie Hustenanfälle bekommen, fühlen Sie sich erst richtig wohl? Die feurige Chilischote ist Ihr Lieblingsgewürz? Wenn Sie außer Haus essen, haben Sie Ihre Pfeffermühle und die Tube mit dem extrascharfen Senf dabei? Es scheint, dass Sie aus welchen Gründen auch immer gegen die den meisten Menschen angeborene Abneigung gegen Schärfe immun sind. Vielleicht haben Sie auch zu oft scharf gegessen – oder Sie lieben den Kick, den scharfes Essen bietet. Nachteil: So entgehen Ihnen manche geschmacklichen Feinheiten. Das Prickeln auf der Zunge kann auch sanft sein!

Die Lust auf Scharfes kann dabei ein Zeichen dafür sein, dass Ihr Körper Zink benötigt. Zink ist ein wichtiger Stoff des Immunsystems, dessen Funktion zum Teil durch die antibiotische Wirkung von scharfen Gewürzen wie Chili, Meerrettich, Zwiebeln und Ingwer etc. übernommen werden kann. Appetit auf diese Nahrungsmittel kann somit darauf hindeuten, dass der Körper versucht, durch ihre Hilfe einen Zinkmangel auszugleichen und so seine Abwehrkräfte zu stärken.

➔ Nudeln machen glücklich!

Wer von einer Riesenportion Nudeln träumt oder wen die Sehnsucht nach Brot oder Reis packt, sollte sich vielleicht einmal fragen, was ihn sonst noch glücklich machen kann. Denn Kohlehydrate, wie sie in Nudeln, Reis, Brot und Kartoffeln enthalten sind, rufen das Glückshormon Serotonin auf den Plan.

Versuchen Sie doch mal andere Arten von Kohlehydraten, z.B. Vollkornbrot, Wildreis oder Topinambur als Kartoffelersatz. Diese haben neben den Kohlehydraten einen so hohen Ballaststoffanteil, dass sie nicht nur gesünder sind, sondern auch länger satt machen.

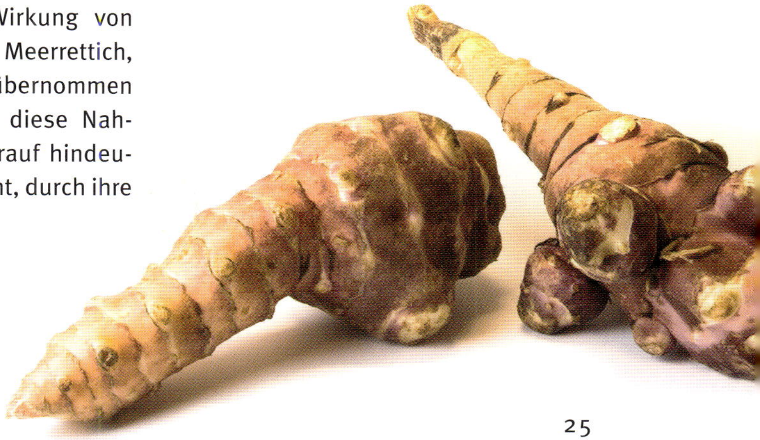

Das Geheimnis der Lust auf Süßes

Wenn unsere Urururahnen früher Beeren und Früchte sammelten, waren sie in ständiger Gefahr, etwas Giftiges zu erwischen. Es gab ja damals noch keine Schrift und deshalb stand nirgends »Vorsicht giftig« drauf. Bis heute testen wir Lebensmittel, wenn auch unbewusst, über unser Geruchs- und Geschmacksempfinden. Wir riechen, ob etwas gut ist, und wenn wir nicht sicher sind, probieren wir vorsichtig. Süßes ist niemals giftig. Süße Nahrungsmittel sind immer genießbar. Auch unsere erste Nahrung, die Muttermilch, ist süß. Also wissen wir – und das wussten auch unsere Vorfahren: Süß ist gut. Süß ist ungefährlich. Dies hat sich die Nahrungsmittelindustrie raffiniert zunutze gemacht. Da Süßes das Sättigungsgefühl zudem noch unterdrückt, fallen wir Menschen auf diesen Trick auch leicht herein. Mittlerweile wird Zucker fast allen Lebensmitteln zugesetzt. Ob Wurst, Fertiggerichte, Ketchup, Senf, Konserven, Kartoffelpüreepulver – alles ist gezuckert. Und wo Zucker ist, ist auch das Insulin nicht weit. Und wo das Insulin gerufen wird, wächst das Hüftgold wie das Münzgold in der Kasse der Supermärkte.

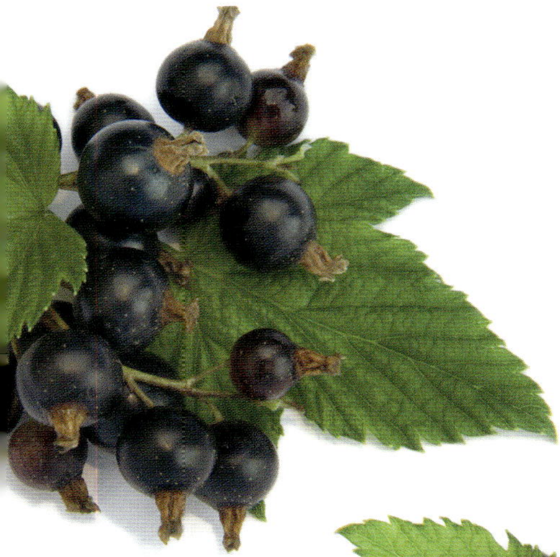

Der vernünftige und der chaotische Heißhunger

Hunger kennt jeder. Heißhunger kennt fast jeder. Hunger ist wie ein normaler Mittelklassewagen, der durchaus mal ganz schön flott unterwegs sein kann. Heißhunger ist der Ferrari. Sehr schnell. Sehr potent. Knallrot und keine Zeit. Wenn der Heißhunger nimmt, was er kriegen kann, haben wir schlechte Karten. Wenn er genau weiß, was er will, haben wir bessere Karten:
Heißhunger auf ... Schokolade, Saures, Nudeln oder was auch immer, bedeutet, dass wir uns dieses gewisse Etwas gezielt zuführen können – und sollten! Der Körper will uns auf einen Mangel aufmerksam machen, mit Appetit auf die ihm »beigebrachten« Lebensmittel:

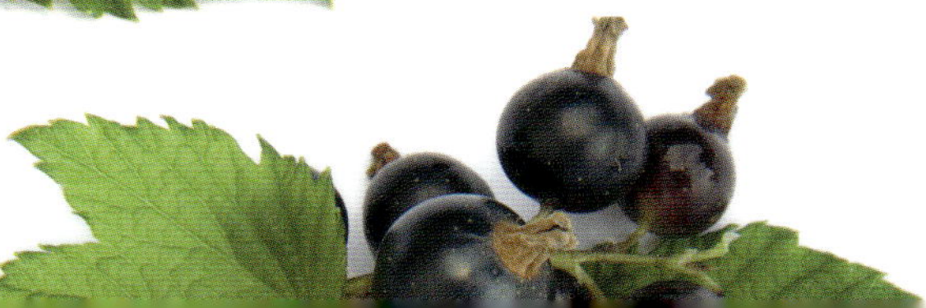

So meldet der Körper bei Zuckermangel oder Bedarf an Fett zum Beispiel Appetit auf Schokolade oder Wurst. Dieser Mangel könnte jedoch genauso gut durch ein paar Hasel- oder Erdnüsse, einige Weintrauben oder eine Banane gesund ausgeglichen werden.

Beim Heißhunger dagegen essen wir einfach in uns hinein, was sich uns in den Weg stellt. Und das ist ungünstig. Auch »normaler« Hunger ist manchmal ungünstig, wenn er im falschen Moment auftaucht. Zum Beispiel unmittelbar nach dem Frühstück, obwohl man gerade erst gegessen hat.

Ausschalten können wir den Hunger nicht, aber wir können dafür sorgen, dass er nicht als Ferrari unterwegs ist, sondern als Trabi, indem wir vor dem Hunger essen. Denn sobald wir hungrig essen, machen wir Fehler. Diese Fehler zeigen sich dann in unerwünschten Fettpolstern und einem matten Trägheitsgefühl nach solchen Mahlzeiten. Man fühlt sich geradezu erschlagen von dem so heißhungrig in großen Mengen verschlungenen Essen.

Den Hunger austricksen: Essen Sie das Richtige, bevor der Hunger kommt!

Hungerfallen

Wenn wir zu wenig essen oder eine Zeit lang nichts gegessen haben, sinkt der Blutzuckerspiegel irgendwann leicht ab und das Gehirn meldet Hunger. Einfach nur Hunger, keinen Heißhunger, eher ein Hüngerchen. Also wollen wir etwas essen und das ist ja auch vernünftig. Nun lockt uns leider ganz besonders die gestern gekaufte Tafel Schokolade und schwups ist sie aufgerissen und schwups ist sie weg. Immer wenn wir Schokolade essen, steigt der Blutzuckerspiegel an, und zwar steil und schnell. Denn Schokolade enthält sehr viel mehr Zucker, als in einem natürlichen Lebensmittel jemals vorkommen könnte.

Ein solches Auf und Ab im Blutzuckertagesprofil ist nicht gesund. Die Blutzuckerkurve sollte leicht auf- und absteigen und keine extremen Ausschläge verzeichnen. Denn immer wenn der Blutzuckerspiegel sehr stark und plötzlich ansteigt, muss die Bauchspeicheldrüse extrem viel Insulin ausschütten, um den ganzen Blutzucker zu »verräumen«. Diese Belastung führt langfristig zu einer Überanstrengung der Bauchspeicheldrüse – und am Ende vielleicht sogar zu Diabetes.

Insulin speichert den Zucker in den Zellen, damit er nicht mehr frei im Blut he-

Das Hormon Insulin wird in der Bauchspeicheldrüse gebildet. Eine gesunde, intakte Bauchspeicheldrüse ist die Basis einer guten Nahrungsverwertung. Das indirekte Ziel einer Gewichtsreduktion ist die Normalisierung der Funktion der Bauchspeicheldrüse, was innerhalb von zwei bis drei Monaten gelingen kann. Es besteht also berechtigte Hoffnung, auch eine Bauchspeicheldrüse, die jahrelang auf Hochtouren schuftete, zu regenerieren und damit den Weg für eine schlanke und gesunde Zukunft zu bereiten.

rumschwimmt. Doch bei zu viel Schokolade oder anderen sehr zuckerhaltigen Lebensmitteln ist das Verhältnis von Zucker und Insulin nicht deckungsgleich, es wird immer mehr Insulin ausgeschüttet, der Körper reagiert mit Blaulicht und Sirene – und so kommt es zu einem Überschuss an Insulin im Blut. Das kann sich nicht einfach in Luft auflösen. Es hat schließlich einen Job: Zucker aufräumen. Das tut es dann auch, indem es jeden Zucker greift, den es findet, und wenn von der letzten Mahlzeit keiner mehr da ist, dann vergreift sich das Insulin am normalen Blutzucker, der ja immer im Blut vorhanden ist und auch darin sein muss. Insulin ist fleißig und emsig und tut seine Pflicht. Sofort sinkt der Blutzuckerspiegel, sogar weit unter das normale Niveau. Die Folge ist: Der nächste Alarm im Gehirn: Hilfe, eine Unterversorgung droht! HUNGER!

Das Fatale an dieser Situation ist, dass die eingelagerten Zuckerreserven in den Zellen blockiert sind, solange Insulin im Blut ist. Insulin verhindert den Abbau von gespeicherten Zuckerreserven und den Abbau von Fettreserven. Denn sein Job ist ja speichern. Da wird nichts rausgelassen oder abgebaut. Da wird gespeichert und sonst gar nichts.

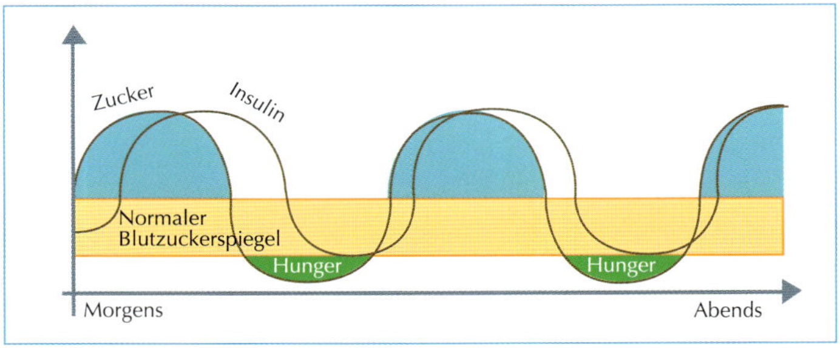

Viele Menschen kennen das: Ein bis zwei Stunden, nachdem sie etwas gegessen haben, bekommen sie riesengroßen Hunger und fragen sich mehr oder weniger verzweifelt, warum, sie haben doch eben erst gegessen.

Andere Menschen frühstücken nicht gern, weil sie dann gleich wieder Hunger bekommen. Doch wenn man das Richtige frühstückt, wenn man generell das Richtige isst, dann hat man auch ein gesundes Blutzuckerprofil – und es droht nicht alle zwei Stunden die nächste Heißhungerattacke.

Sind wir nun dem Auf und Ab unserer Hormonausschüttungen ausgeliefert? Nein, natürlich nicht! Wir sind keine Opfer, wir können die Insulinausschüttung jederzeit selbst steuern. Dabei hilft uns das Wissen, dass Zucker nicht gleich Zucker ist.

Den Hunger austricksen: Insulinausschüttung senken!

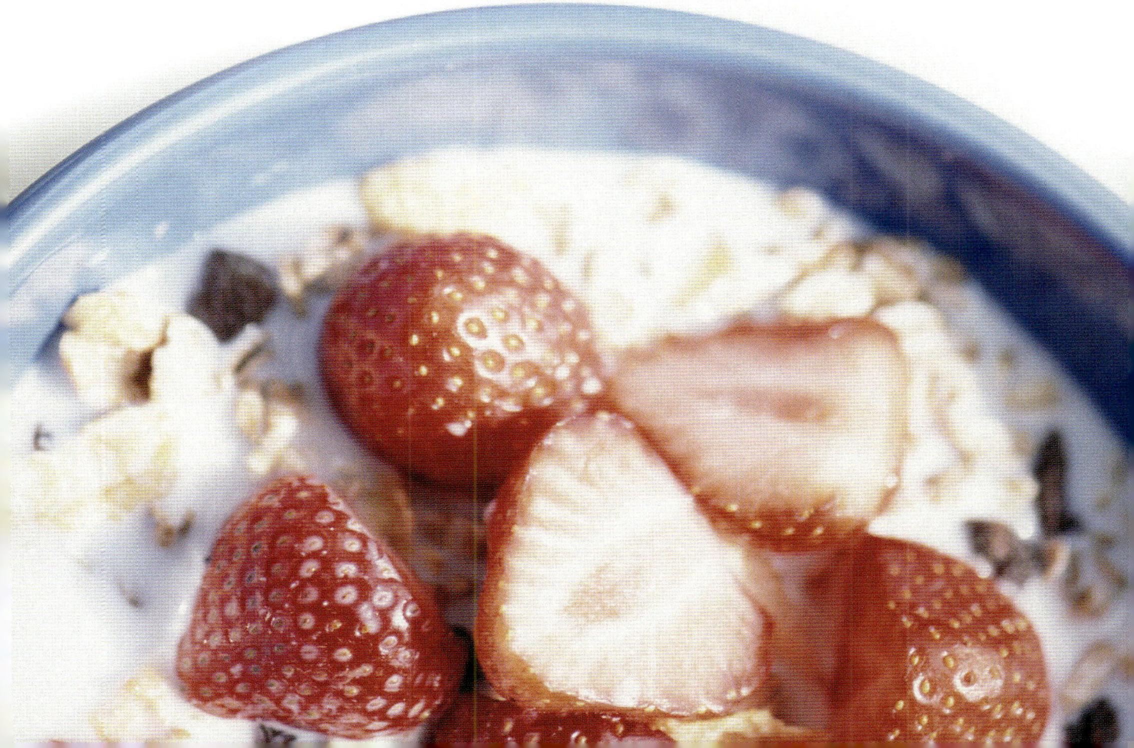

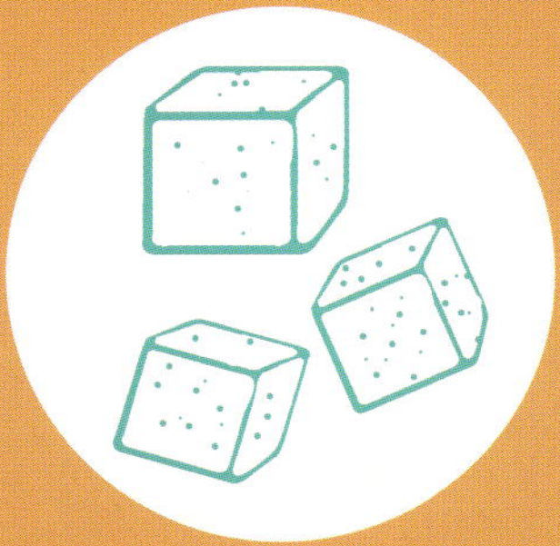

Zucker ist nicht gleich Zucker

3

Einfachzucker gehen, ohne vom Körper zerlegt werden zu müssen, sofort ins Blut über.

Zweifachzucker brauchen schon länger, gehen aber auch noch flott ins Blut.

Mehrfachzucker dagegen brauchen wesentlich länger und Vielfachzucker sind wahre Trödler, denn sie müssen vom Körper zuerst zerlegt werden.

Das bedeutet: Bis ein Vielfachzucker ins Blut aufgenommen ist, vergeht viel Zeit, in der er stetig immer weiter zerlegt wird. Dabei steigt der Blutzuckerspiegel nur geringfügig an, weil der Prozess schonend und sukzessive verläuft. Der große Vorteil: Es kommt kein Hungergefühl auf. Schließlich muss der Körper ja auch nicht übermäßig viel Insulin ausschütten, sondern nur ein bisschen. Auch die Bauchspeicheldrüse wird geschont und indem der Körper nur wenig Insulin ausschüttet, gibt es auch keinen Insulin-»Überschuss«, der dann den normalen Blutzucker abbauen möchte. Dies alles sorgt dafür, dass es weder zu einem Unterzucker noch zu einem Hungergefühl kommt. Sämtliche Systeme melden dem Gehirn: Alles im grünen Bereich und das Gehirn hat somit keinen Anlass, den roten Hungerknopf zu drücken.

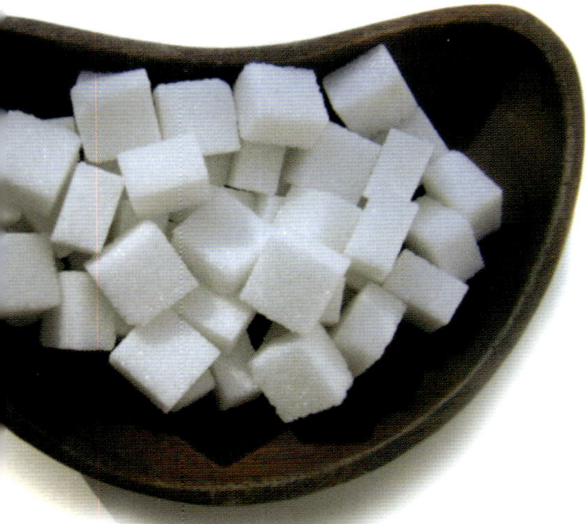

Kurze und lange Ketten

Zucker gehört zu den Kohlehydraten und die gibt es in einer Lang- und einer Kurzversion. Sie bestehen aus zusammengesetzten Ketten von einzelnen Einfachzucker-Molekülen (Glukose) und unterscheiden sich durch die Anzahl dieser Grundbausteine. Deshalb spricht man von langkettigen und kurzkettigen Kohlehydraten. Alles, was schnell süß schmeckt, gehört zu den kurzkettigen Kohlehydraten: Kurze Kette, kurze Wirkung. Schnell ist dieser Zucker im Blut, schnell wird mit viel Insulin gegengesteu-

ert, schnell ist der Zucker wieder weg … und bald schon ist die Lust auf den nächsten Schokoriegel da.
Kurzkettige Kohlehydrate bestehen aus jeweils nur einem oder zwei Glukosemolekülen und man nennt sie Einfach- oder Zweifachzucker. Haushaltszucker hat, ebenso wie Milchzucker oder Honig, zwei Glukosemoleküle. Traubenzucker dagegen ist ein Einfachzucker und in seinem Aufbau wie Glukose, der Blutzucker. Er muss vom Organismus nicht weiter zerlegt werden und geht direkt ins Blut.

Kurzkettige Kohlehydrate kann man finden und sollte man meiden bei:

- Fruchtsäften
- Süßigkeiten
- Gebäck
- Limonaden
- allen Nahrungsmitteln, die eine gute Portion Fabrikzucker enthalten
- sehr reifem und süßem Obst. Richtige Zuckerfallen – selbst bei an sich gesundem Obst! – sind zum Beispiel Weintrauben, Bananen und Ananas. Sie lassen den Insulinspiegel sehr schnell ansteigen und somit auch wieder fallen. Bessere Alternativen sind beispielsweise Äpfel, Birnen sowie alle Arten von Beeren.

Die Kohlehydrate zu enttarnen ist gar nicht so einfach! Schauen Sie sich bei Ihrem nächsten Einkauf doch mal die Liste der Inhaltsstoffe bei Ihren Lieblingsprodukten an. Wahrscheinlich werden Sie über den Kohlehydrat- und Zuckergehalt staunen, wenn Sie die Packungen »studieren« von Cornflakes, Ketchup, Senf oder sogar Wurstwaren …

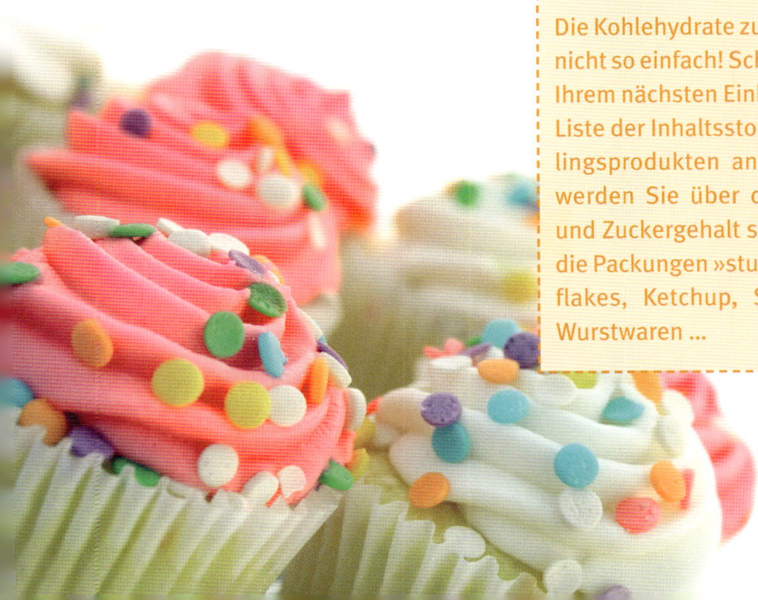

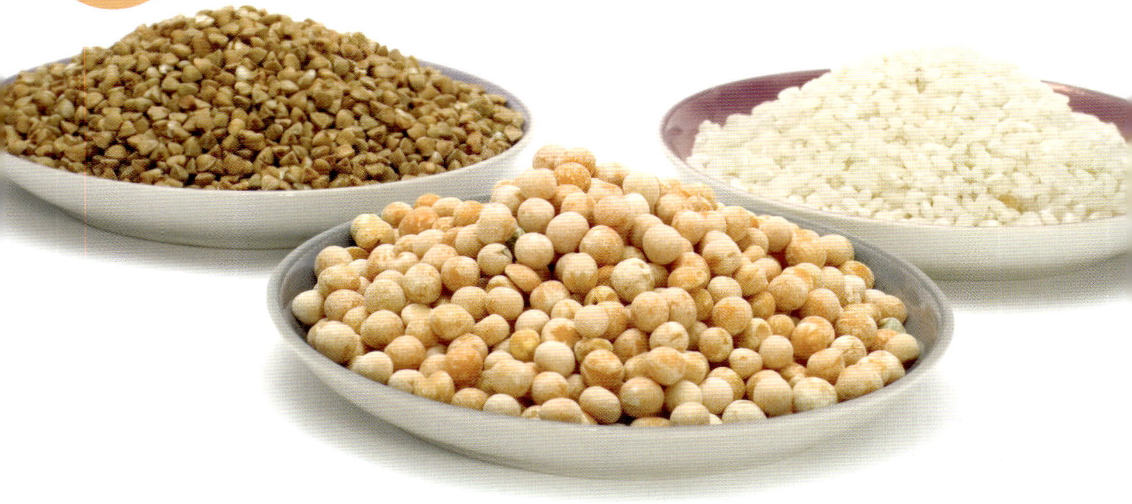

Am gesündesten und »schlanksten« sind die langkettigen Kohlehydrate in Nahrungsmitteln wie Vollkornprodukten oder Gemüse, denn hier wird der Zucker im Magen nur langsam resorbiert und die Gegenregulation durch Insulin ist angemessen und zeigt keinen explosionsartigen Anstieg oder Abfall wie die Blutzuckerkurven von treuen Schokoladeliebhabern.

Ballast, den man gerne trägt

Ballaststoffe gehören zu den Kohlehydraten. Allerdings sind sie nicht verwertbar. Sie verlassen den Körper so, wie wir sie aufnehmen. Ein kleines Leinsamenkörnchen würde eine Reise durch den menschlichen Körper machen, ohne Schaden zu nehmen, und am Ende genauso aussehen wie vorher. Das bedeutet aber auch: Ballaststoffe führen dem Körper keine Energie zu. Ganz im Gegenteil: Sie nehmen ihm Energie weg, denn der Körper bemüht sich, sie als normale Nahrung zu behandeln und fein säuberlich zu zerlegen, braucht also viel Energie – und beißt sich an den Ballaststoffen die Zähne aus. Die wollen nämlich gar nicht aufgenommen werden. Die wollen einfach ein bisschen Spaß haben. Einmal menschlicher Körper rauf und runter und dann raus.

Diese nicht verwertbaren Kohlehydrate bekamen ihren Namen »Ballaststoffe«, als Menschen darauf angewiesen waren, Nahrung zu sich zu nehmen, die ihnen viel Energie schenkt. Nicht verwertbare Kohlehydrate schenken aber keine Energie, sondern rauben sie – und deshalb wurden sie als Ballast bezeichnet. Heute, wo wir in unseren Breiten Nahrung im Überfluss zur Verfügung haben und eher das gegenteilige Problem kennen – zu viel Energieaufnahme und zu wenig Energieabgabe –, kommt uns dieser Ballast sehr zupass, denn er stillt den Hunger und macht nicht dick. Wir müssen uns nur seine positiven Eigenschaften zu Nutze machen und von denen gibt es eine Menge. Während man früher glaubte, Ballaststoffe seien völlig unnütz, weiß man heute, dass das nicht so ist. Ein Versuch aus der Masttierhaltung, wo die größtmögliche Verwertbarkeit der zugeführten Nahrung im Vordergrund steht, verdeutlicht dies. Um die größtmögliche Verwertbarkeit zu erreichen, wurde auf Ballaststoffe im Futter verzichtet. Die Folge: Schon nach kurzer Zeit erkrankten die Tiere. Weitere Versuche ergaben, dass 80 Prozent Ballaststoffe im Tierfutter optimal wären. Nun mögen Sie zu Recht einwenden, dass dies nicht auf uns Menschen übertragbar sei. Wenn man sich allerdings bewusst macht, dass die durchschnittliche Ballaststoffaufnahme bei vielen Menschen bei gerade mal 3 Prozent liegt, dann ist das doch eine Diskrepanz, die nachdenklich stimmt.

Die 3-Prozent-Marke

In industriell gefertigter Nahrung sind häufig lediglich 3 Prozent Ballaststoffe enthalten – und leider ernähren sich viele Menschen hauptsächlich von industriell gefertigten Produkten. Dies geschieht aus Unwissenheit oder weil ein anderes Angebot fehlt, weil es schnell gehen soll und weniger Mühe macht. Doch die Mühe, die man scheinbar spart, ist ein Trugschluss, denn langfristig zahlt man damit nichts auf die Habenseite der Gesundheit ein, sondern belastet den Körper.

Besser beraten, gesünder und schlanker leben Sie, wenn Sie Nahrung meiden, die verändert bzw. behandelt wurde, also vor allem industrielle Nahrung. Ob Fertigpizza, Tütensuppe, Knäckebrot, Kekse oder Kuchen in Folie. Das alles belastet Ihr Soll-Konto. Greifen Sie lieber zu frischen und natürlichen Produkten, die Ihr Haben-Konto so richtig fett machen ... ohne dabei ein Gramm Fett mitzubringen.

Ballaststoffaufnahme
Wir sollten täglich ca. 30 Gramm Ballaststoffe zu uns nehmen.

Wahre Ballaststoffbomben sind Leinsamen, Spargel, Kohlrabi, Brokkoli, Oliven, alle Arten von Beeren, Nüssen und Salat sowie Vollkorn, Vollkorn, Vollkorn.

Ballaststoffe sind Schlankmacher

Ballaststoffe spenden keine Energie, aber sie verbrauchen Energie – und das fängt schon im Mund an, denn Ballaststoffe kann man nicht einfach schlucken. Sie wollen gekaut werden, und zwar kräftig. Ballaststoffe sind meistens härter als andere Nahrung und oft auch faserig. So verbrauchen wir zum einen Energie und zum anderen kauen wir uns satt, denn bereits der Kauvorgang führt zu einem Sättigungsgefühl. Durch den Vorgang des Kauens wird nämlich ein Hormon ausgeschüttet, das im Gehirn die Weichen auf »satt« stellt.

Den Hunger austricksen: Gründlich kauen!

Wasser als Zaubertrank

Ballaststoffe können bis zum Fünffachen ihrer Größe aufquellen – und diese wunderbare Eigenschaft sollten wir nutzen, indem wir besonders viel Wasser trinken, wenn wir Ballaststoffe zu uns nehmen. Dies gilt auch ganz allgemein: Viel Wasser trinken! Vergessen wir das Wassertrinken, können die Ballaststoffe zu Verstopfung führen.
Ballaststoffe, die zusammen mit Flüssigkeit im Magen aufquellen, lösen einen Dehnungsreiz aus und so kommt die Botschaft im Gehirn an: Volumen im Magen. So haben wir nicht nur einen angenehm gefüllten Magen, sondern das Sättigungsgefühl hält auch länger an.

Den Hunger austricksen: Mit einem angenehm gefüllten Magen!

Tipp 100 Gramm Kleie binden ca. 400 Gramm Wasser. Wenn man den Hunger austricksen und den Magen füllen möchte, kann man in Joghurt einen Esslöffel Kleie geben und fühlt sich um ein Vielfaches satter als ohne diese Zugabe von Ballaststoffen.

Ballaststoffe blockieren die Zuckeraufnahme

Im Darm wird die Nahrung, die wir gegessen haben, aufgenommen. Wenn wir Ballaststoffe essen, erschweren wir dem Körper die Aufnahme des dabei mitverzehrten Zuckers – und Zucker ist überall enthalten, auch in Brot, denn Brot gehört ja zu den Kohlehydraten. Um die Ballaststoffe zu zerlegen, die sich ja nicht zerlegen lassen, muss sich unser Körper anstrengen. Diese Anstrengung erschwert es ihm, an den Zucker heranzukommen. Somit verzögert sich die Zuckeraufnahme durch die Beschäftigung mit den Ballaststoffen. Dadurch fällt die Insulinausschüttung geringer aus, weil weniger Zucker »auf einmal« im Spiel ist und somit weniger Insulin angefordert wird.
Eine ähnliche Wirkung entfaltet übrigens der Salat vor dem Essen. Er bewirkt, dass Kohlehydrate, also Zucker, langsamer ins Blut gehen. Genau das wissen die Restaurantchefs, die mehr verkaufen wollen. Sie bieten keinen Salat vor dem Essen an, sondern einen Aperitif oder Kanapees (also: Zucker mit Fett). Beides kurbelt durch die starke Insulinausschüttung den Hunger so richtig an. Eine Rechnung, die aufgeht, zumindest für den Wirt: Man isst mehr, die Rechnung wird runder – und man selbst auch.

In der folgenden Tabelle haben wir für Sie einige gängige Lebensmittel und ihren Ballaststoffgehalt aufgelistet. Obwohl eine ballaststoffreiche Ernährung zwar der erste Schritt zu einem figurbewussten und gesunden Leben ist, soll das nicht heißen, dass jedes der hier als ballaststoffreich aufgelisteten Lebensmittel nun in rauen Mengen verzehrt werden soll. So

Den Hunger austricksen: Kleine »Sünden« können durch die vorherige Aufnahme von Ballaststoffen auf gesundheitsfördernde Art ausgeglichen werden.

werden Sie sehen, dass etwa Chips einen verhältnismäßig hohen Ballaststoffanteil haben. Leider sind auch andere »Anteile« bei Chips ziemlich hoch und somit ist ein gesteigerter Chips-Konsum weder bei einer figurbewussten noch bei einer gesunden Ernährung sinnvoll. Wir müssen immer alle Bestandteile eines Nahrungsmittels im Blick haben, um die richtige Wahl für uns und unseren Körper zu treffen.
Betrachten Sie also die nachfolgende Tabelle zunächst als reine Informationsquelle für den Ballaststoffgehalt verschiedener Speisen. Später werden wir erläutern, welche davon besonders zu empfehlen sind und wann und in welcher Kombination sie ihre positive Wirkung am besten entfalten können.

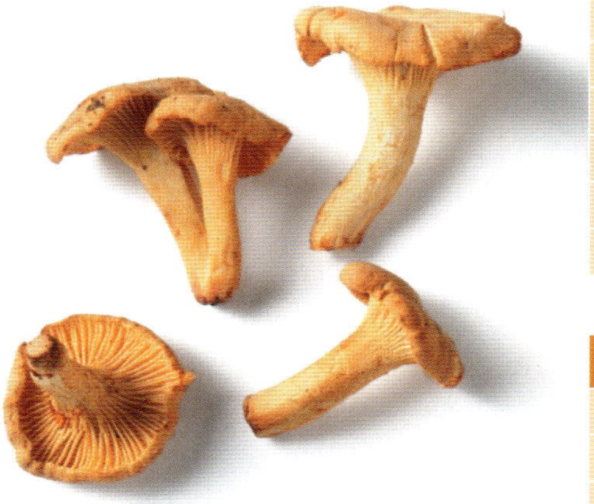

Lebensmittel je 100 g	Ballaststoffgehalt in g
Brotwaren	
Brötchen (Weizen)	2,0
Brezel (Laugenbrezel)	2,0
Weißbrot	2,5
Weizenbrot (Vollkornmehl)	7,0
Mischbrot	7,0
Roggenbrot	7,0
Roggenvollkornbrot; grobkörnig	9,0
Mehrkornvollkornbrot	9,0
Pumpernickel	10,0
Knäckebrot	10,0
Vollkornschrot-Kleiebrot	11,0
Süßes Gebäck	
Croissant	1,0
Biskuit	1,0
Heidesand	1,0
Butterkekse	1,0
Reiskräcker	1,0
Waffeln	2,0
Sandgebäck	3,0
Süßigkeiten	
Diät Eiscreme	0
Eiscreme	0
Honig	0

Lebensmittel je 100 g	Ballaststoffgehalt in g
Fruchtgummi	0
Konfitüre	1,0
Schokoladenriegel	2,0
Schokolade; Vollmilch	3,0
Reiskräcker; süß	1,0
Müsliriegel	4,0
Bitterschokolade; 70 % Kakao	9,0
Popcorn; süß	10,0

Snacks

Maiskräcker	1,0
Kräcker	1,0
Salzbrezeln/-stangen; trocken	1,0
Reiskräcker; fettreduziert	1,0
Toast Hawaii	1,3
Pizza mit Käse und Tomaten	3,0
Kartoffelchips	6,0
Erdnüsse; geröstet	7,0
Popcorn; salzig	10,0

Beilagen

Eiernudeln al dente	0,1
Nudeln al dente; Hartweizen	0,1
Nudeln weich; Hartweizen	0,1
Bulgur	0,1
Käsetortellini	0,1

Lebensmittel je 100 g	Ballaststoffgehalt in g
Gnocchi	0,1
Weißer Reis/Instantreis	0,3
Ravioli mit Fleischfüllung	1,0
Wildreis	1,0
Kartoffelpüree	1,0
Pellkartoffeln	1,5
Vollkornreis	2,0
Bratkartoffeln	2,0
Kartoffeln; gekocht	2,5
Vollkornteigwaren mit Ei	3,5
Pommes frites	4,0

Gemüse

Auberginen; gekocht	0,1
Gurken; roh	0,9
Radieschen	1,0
Sojasprossen	1,1
Kopfsalat	1,5
Tomaten; roh	1,8
Spinat; gekocht	1,8
Pilze (Champignons)	1,9
Mais aus der Dose	2,0
Paprika; roh	2,0
Grüne Bohnen; gekocht	3,0
Karotten; gekocht	3,0
Avocado; roh	3,3

Lebensmittel je 100 g	Ballaststoffgehalt in g
Karotten; roh	3,4
Knollensellerie; gekocht	4,0
Grüne Erbsen; frisch oder tiefgekühlt	5,2

Getreideflocken/Müsli/Nüsse	
Cornflakes	0,1
Sonnenblumenkerne	3,0
Leinsamen; ungeschält	4,0
Walnüsse	4,6
Kürbiskerne	5,0
Naturbelassenes Müsli	5,3
Getrocknete Aprikosen	8,0
Vollkornhaferflocken	9,5
Mandeln	10,0
Kleieflocken	10,0
Haferflocken	10,0
Sojabohnen	11,9
Sesamsamen	15,2
Weizenkeime	20,0

Milchprodukte	
Quark 20 %	0,1
Joghurt; naturbelassen aus Vollmilch	0,1
Vollmilch	0,1
Buttermilch	0,1

Lebensmittel je 100 g	Ballaststoffgehalt in g
Joghurt; fettreduziert	0,1
Eiscreme	0,1

Obst	
Grapefruit	0,6
Pfirsich	1,7
Pflaumen	1,7
Mango	1,7
Banane	1,8
Papaya	1,9
Kirschen (süß)	2,0
Orange	2,0
Feigen	2,0
Birne	2,0
Apfel	2,0
Aprikose	2,0
Beeren	3,3
Kiwi	3,9
Himbeeren	4,8

Getränke	
Mineralwasser	0
Schwarzer Tee; ungesüßt	0
Limonade	0
Coca-Cola	0
Fruchtsaftgetränke	0

Lebensmittel je 100 g	Ballaststoffgehalt in g
Tomatensaft	0,1
Vollmilch	0,1
Grapefruitsaft; frisch gepresst	0,1
Apfelsaft	0,1
Orangensaft; frisch gepresst	0,1
Apfelschorle	1,0
Sonstiges	
Weißer Zucker	0
Traubenzucker	0
Geflügel	
Huhn	wenig
Pute	wenig
Ente	wenig
Gans	wenig
Rindfleisch	
Filet	wenig
Kamm	wenig
Kalbfleisch	
Schnitzel	wenig

Lebensmittel je 100 g	Ballaststoffgehalt in g
Schweinefleisch	
Filet	wenig
Schnitzel	wenig
Kotelett	wenig
Kamm	wenig
Wild	
Hase	wenig
Reh	wenig
Hirsch	wenig
Wurst	
Schinken; roh	wenig
Geflügelwurst	wenig
Schinken; gekocht	wenig
Wiener Würstchen	wenig
Fisch	
Seelachs	wenig
Seezunge	wenig
Forelle	wenig
Rotbarsch	wenig
Käse	
Parmesan 35 % Fett i. Tr.	0
Emmentaler 45 % Fett i. Tr.	0

Lebensmittel je 100 g	Ballaststoffgehalt in g
Ziegenkäse 45 % Fett i. Tr.	0
Edamer 45 % Fett i. Tr.	0
Gouda 45 % Fett i. Tr.	0
Romadur 30 % Fett i. Tr.	0
Camembert 60% Fett i. Tr.	0
Körniger Schichtkäse	0
Doppelrahmk. 60% Fett i. Tr.	0
Schmelzkäse 45 % Fett i. Tr.	0

Ei	
Vollei	0
Eigelb	0
Eiklar	0

Öle und Fette	
Margarine	0
Butter	0
Olivenöl	0
Schweineschmalz	0
Sonnenblumenöl	0

Ballaststoffe fordern den Darm heraus

Ballaststoffe treiben den Darm regelrecht dazu an, sich sportlich zu betätigen. Schließlich will er diese widerspenstigen Dinger kleinkriegen, und um das zu schaffen, erhöht er die Peristaltik. Dies verbraucht sehr viel Energie und regt die Verdauung an. Zudem wird so Energie normal verbraucht. Doch ganz so uneigennützig ist das Verhältnis des Darms zu den Ballaststoffen nicht: Sie unterstützen ihn bei der Aufrechterhaltung einer gesunden Darmflora.

Den Hunger austricksen: Achten Sie nicht nur auf den Vollkornanteil im Brot, sondern vor allen Dingen auf die Beschaffenheit des Mehls.
Je gröber es ist, desto höher ist der Ballaststoffanteil. Am besten, Sie kaufen Brot aus geschrotetem Korn, hier sind die Körner zum größten Teil nur halbiert oder geviertelt.

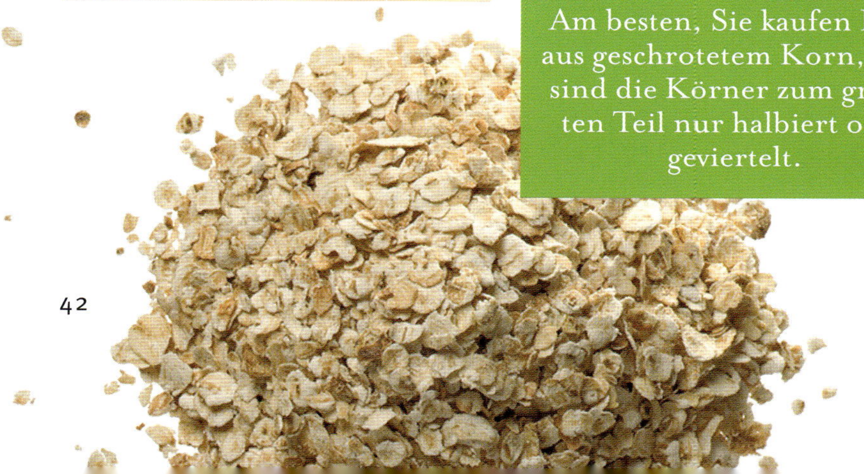

Tipp Kaufen Sie Vollkornprodukte aus biologischem Anbau, weil unter Umständen der Pestizidrückstand an der Schale des Korns sehr hoch sein kann.

Hitze schwächt

Beim Erhitzen von Ballaststoffen kommt es zu einem Wirkungsverlust von 80 Prozent. Das ist einfach nachzuvollziehen, wenn wir uns ein Reiskorn mit einer Schale vorstellen. Würden wir dieses Reiskorn roh essen, wäre es ein hundertprozentiger Ballaststoff, da der Körper durch die Schale daran gehindert wird, an das heranzukommen, was er gerne hätte. Kochen wir das Reiskorn, platzt die Schale auf – und unser Körper hat keine Mühe mehr mit der Verwertung. Diese scheinbare Erleichterung reduziert die Wirkung des Ballaststoffes allerdings um zirka 80 Prozent. Das bedeutet nicht, dass wir Reis roh essen sollten! Doch wir sollten nie vergessen, dass der physikalische Zustand einer Nahrung darüber bestimmt, wie diese vom Körper aufgenommen wird, wie schnell dabei der Blutzucker ansteigt und wie schwer oder leicht es der Darm hat.

Wirkung der Ballaststoffe

- Sie verkürzen die Verweildauer der Nahrung im Körper.
- Sie verbrauchen Energie.
- Sie erhöhen durch ihre Quellfähigkeit das Magen- und Darmvolumen und erzeugen so ein Sättigungsgefühl.
- Dadurch, dass sie intensiv gekaut werden müssen, lösen sie im Gehirn einen Sättigungsreiz aus.
- Sie regen die Darmtätigkeit an.
- Die Verwertbarkeit und somit der Energiegehalt einer Mahlzeit werden auf gesunde Weise gesenkt.

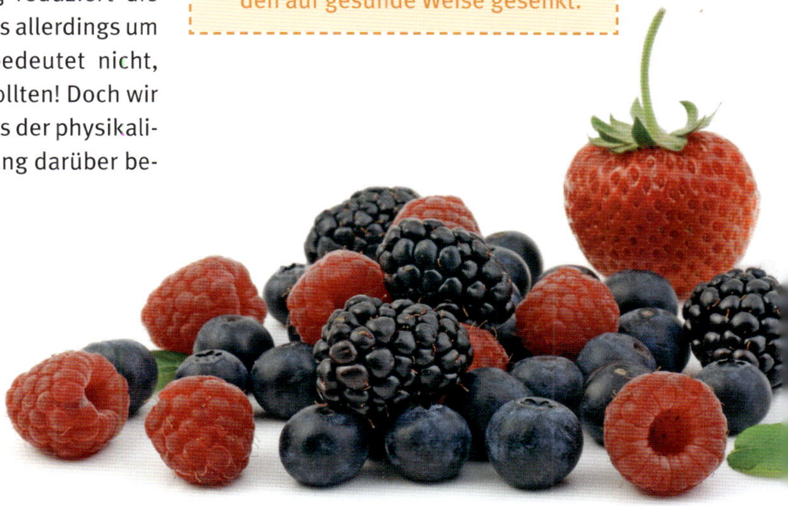

Negativkalorien

Immer wieder hört man von Lebensmitteln, die schlank machen. Um diese Lebensmittel werden dann Diäten »herumgestrickt«. Spargel, Beeren, Bohnen, Rosenkohl, Brokkoli, Linsen, Kohl und so weiter. Doch die Wunderdiäten sind nichts anderes als das Wunder Ballaststoff. Schließlich entziehen Ballaststoffe dem Körper mehr Energie, als sie ihm zuführen. Dies wird übrigens in vielen Kalorientabellen nicht berücksichtigt.
1 Gramm Kohlehydrate entspricht 4 Kalorien – aber nicht bei den Ballaststoffen.
Die Ballaststoffe zählen zwar zu den Kohlehydraten, sind aber unverwertbar. Insofern ist ihr Wert auf vielen Kalorientabellen irreführend, denn er kann weggelassen werden. Ballaststoffe haben keine Kalorien. Daher muss die Menge der Ballaststoffe bei der Berechnung der aufgenommenen Energie nicht berücksichtigt werden.

Die kleine Hausapotheke

- Mit Ballaststoffen entgiften: Ballaststoffe nehmen dienstbeflissen Giftstoffe auf und so können diese vom Körper besser ausgeschieden werden.
- Ballaststoffe helfen bei Sodbrennen: Ballaststoffe saugen überschüssige Magensäure auf und wirken somit vorbeugend gegen Sodbrennen, Magenschleimhautentzündungen und Magengeschwüre.
- Ballaststoffe senken den Cholesterinspiegel, denn sie binden die Gallensäure und das darin enthaltene Cholesterin.

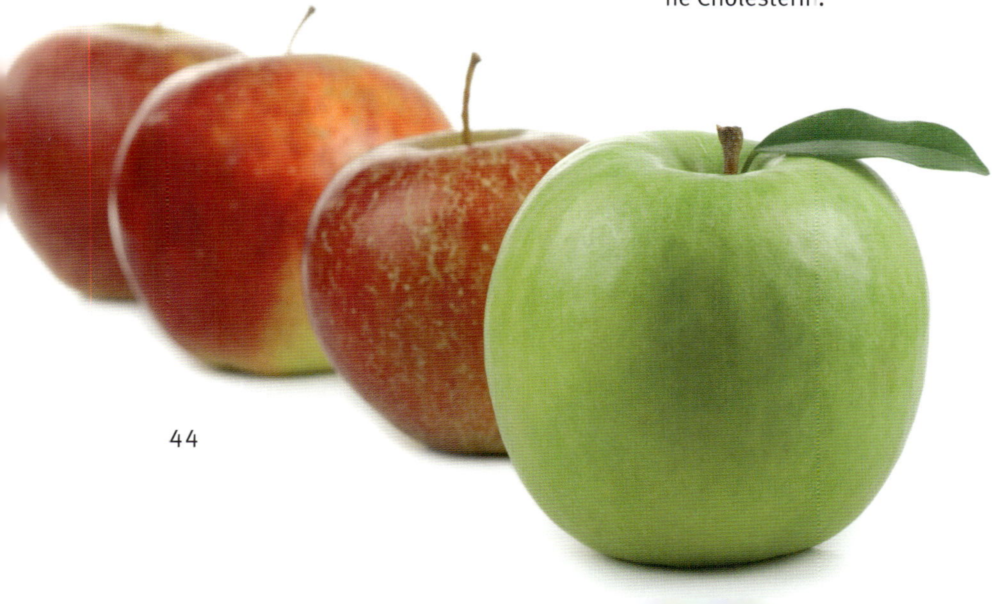

Ein Mangel an Ballaststoffen ist mit verantwortlich für:
- → Verdauungsprobleme
- → Magengeschwüre
- → Übergewicht
- → Diabetes
- → Herz-Kreislauf-Erkrankungen
- → einen hohen Cholesterinspiegel

Ein Apfel ist kein Apfel ist kein Apfel

Wie wir eben gesehen haben, hängt unser Hungerempfinden nicht nur von den Lebensmitteln ab, von denen wir uns ernähren, sondern auch maßgeblich von der Art, wie wir sie zubereiten.

Wenn wir einen Apfel essen, muss sich unser Körper dabei ziemlich viel Mühe geben: Vom Zerkleinern im Mund, über die Bearbeitung im Magen, wo die Stücke zerlegt werden, bis hin zur »Arbeit« im Darm, wo die erneut emulgierten Stückchen in die einzelnen Zuckerbausteine zerlegt und vom Blut aufgenommen werden.

Wenn wir denselben Apfel zu Apfelmus verarbeitet hätten, würden wir wenig zu kauen haben, unser Magen müsste sich kaum anstrengen und auch der Darm wäre nicht besonders gefordert.

Wenn der Apfel gar kein Apfel mehr ist, sondern Apfelsaft, müssen wir gar nicht mehr kauen, nur noch schlucken, der Magen ist praktisch arbeitslos und im Darm geht der Zucker sofort ins Blut über. Es wird sehr viel Insulin ausgeschüttet und nicht lange dauern, bis wir Hunger verspüren!

Den Hunger austricksen: Eine Frage der Zubereitung!

Die glykämische Last

Der glykämische Index, auch GLYX genannt, stellt eine kleine Revolution im Bereich der gesunden Ernährung dar. Mit seiner Hilfe werden Lebensmittel dahingehend bewertet, wie schnell die enthaltenen Zucker ins Blut gelangen und wie viel Insulin ausgeschüttet wird. Bei Lebensmitteln mit einer hohen glykämischen Last steigt der Blutzuckergehalt höher und schneller als bei Lebensmitteln mit niedriger glykämischer Last. Lebensmittel mit niedriger glykämischer Last werden langsamer aufgenommen und geben die Glukose nach und nach in die Blutbahn ab.

Die magische Zahl 100

Beim glykämischen Index bedeutet die Zahl 100 die Insulinreaktion auf 100 Gramm Traubenzucker, eine Reaktion, die nicht erstrebenswert ist. Traubenzucker ist ja ein Einfachzucker, der sofort und direkt ins Blut geht und den Insulinspiegel in die Höhe schießen lässt.
Alle anderen Lebensmittel werden mit diesem Höchstwert verglichen und die meisten schneiden natürlich besser ab als reiner Traubenzucker. Er ist quasi das *worst case scenario* in Sachen Insulinausschüttung.
In den folgenden Tabellen ist die glykämische Last angegeben, da man so 100 Gramm verschiedenster Lebensmittel direkt miteinander vergleichen kann und nicht, wie beim glykämischen Index, den Kohlehydratanteil des Lebensmittels mit berücksichtigen muss.
Je niedriger die glykämische Last, desto besser.

Lebensmittel je 100 g	Glyk. Last
Brot- und Backwaren	
Roggenvollkornbrot; grobkörnig	19
Roggenbrot; Sauerteig	23
Vollkornschrot-Kleiebrot	19
Mehrkornvollkornbrot	22
Vollkornbrot mit Leinsamen	24
Knäckebrot; ballaststoffreich	30
Gerstenvollkornbrot; grobkörnig	32
Pumpernickel	21
Mischbrot	32
Weizenbrot (Vollkornmehl)	28
Croissant	32
Weißbrot (Baguette)	34
Vollkornknäckebrot	53
Kräcker, Biskuit und Butterkekse	56
Reiskräcker	56
Roggenbrot	36
Brötchen (Weizen)	42
Waffeln	54
Brezel (Laugenbrezel)	44

Lebensmittel je 100 g	Glyk. Last
Getreideflocken	
Kleieflocken	10
Naturbelassenes Müsli	22
Haferflocken	23
Weizenkeime	12
Vollkornhaferflocken	29
Cornflakes	72
Müsli industriell	73

Getreide, Teigwaren und Kartoffeln	
Pellkartoffeln	9
Kartoffelpüree	8
Kartoffeln; gekocht	10
Wildreis	16
Schnellkochreis (instant)	20
Eiernudeln al dente	25
Nudeln al dente; Hartweizen	30
Vollkornteigwaren	26
Nudeln weich; Hartweizen	12
Pommes frites	27

Lebensmittel je 100 g	Glyk. Last
Hülsenfrüchte, Obst und Gemüse	
die meisten Gemüse	<1
Avocado	6
Beeren	1
Kirschen	3
Grapefruit	2
Feigen	5
Pflaumen	5
Apfel	5

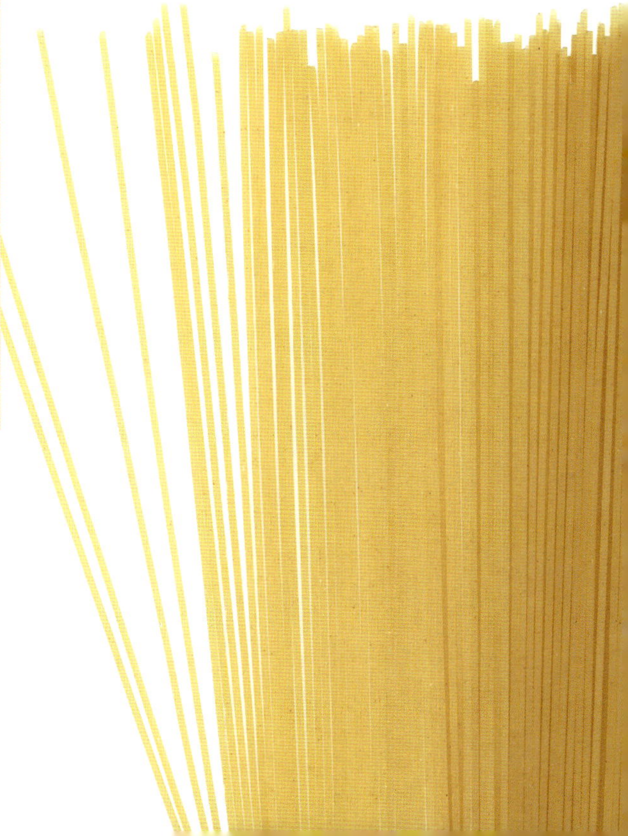

Lebensmittel je 100 g	Glyk. Last
Hülsenfrüchte, Obst und Gemüse	
Birne	5
Orange	4
Trauben	7
Reife Banane	13
Ananas	9
Spinat	<1
Pilze (Champignons)	<1
Rohe Karotten	2
Grüne Bohnen	2
Erbsen aus der Dose	5
Blattsalate	<1
Radieschen und Rettich	<1
Gurken	<1
Zucchini	<1
Chicorée	<1
Sellerie	<1
Auberginen	<1
Brokkoli	<1
Paprika	<1
Tomaten	<1

Je niedriger die glykämische Last desto besser.

Lebensmittel je 100 g	Glyk. Last
Getränke	
Mineralwasser	0
Schwarzer, grüner und Kräutertee	0
Tomatensaft	<1
Apfelschorle	1
Milch	2
Buttermilch	1
Apfelsaft	4
Frischer Fruchtsaft ohne Zucker	5
Orangensaft	5
Ananassaft	6
Grapefruitsaft	4
Fruchtnektar	8
Fruchtsaftgetränke	8
Limonaden	8
Sportgetränke (isotonische Getränke)	20

Je nach Zubereitung oder Reifegrad von bestimmten Lebensmitteln kann die glykämische Last zum Teil auch stark variieren, weshalb sich verschiedene Werte ergeben können. Behandeln Sie die Tabellen daher stets als Richtwerte.

Lebensmittel je 100 g	Glyk. Last
Zucker und Süßes	
Fruktose (Fruchtzucker)	20
Bitterschokolade, mindestens 70 % Kakaoanteil	10
Kartoffelchips	21
Popcorn	37
Honig	48
Feingebäck	48
Konfitüre	43
Obsttorte	44
Schokolade; Vollmilch	39
Schokoladenriegel	39
Müsliriegel 1 Riegel = 25 g	42
Donuts	45
Laktose (Milchzucker) 1 EL = 20 g	niedrig
Weißer Zucker	70
Traubenzucker 1 geh. EL = 20 g	100

Lebensmittel je 100 g	Glyk. Last
Milchprodukte	
Vollmilch	1
Quark	1
Dickmilch	1
Joghurt; naturbelassen	1
Joghurt; fettreduziert mit Früchten	4
Eiscreme	9

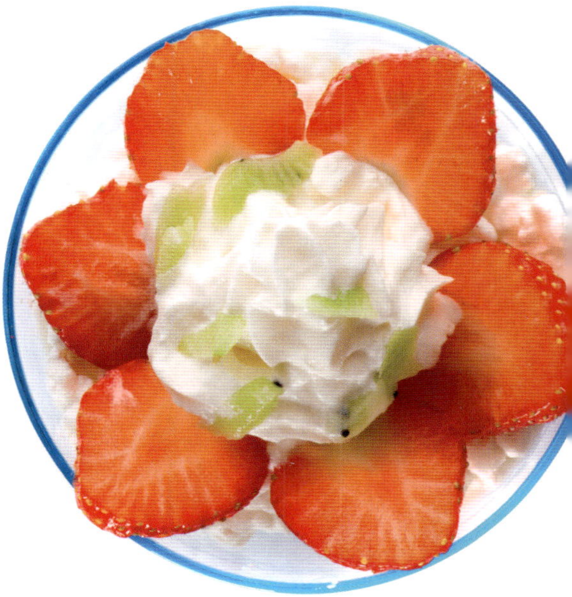

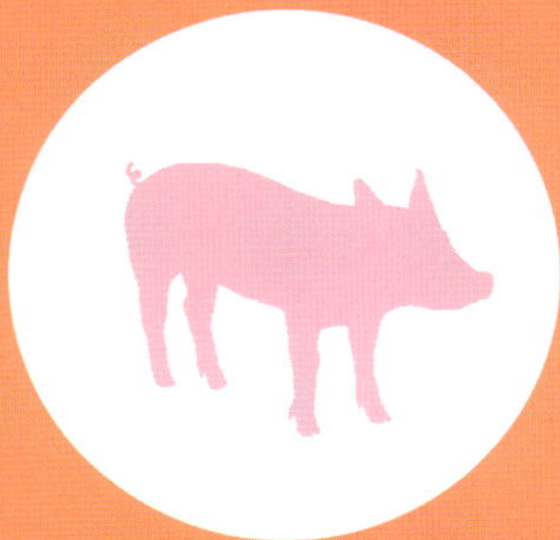

Fett – ein kraftvolles Multitalent

4

Fett dient der Energiegewinnung und der Energiespeicherung. Auch als Bausubstanz für den Körper ist Fett lebenswichtig: Gewebe, Hormone, Nervensystem und Gehirnmasse sind auf Fett angewiesen. Fett isoliert und schützt unsere Organe und reguliert die Durchlässigkeit der Zellwände. Ferner ermöglicht es überhaupt erst die Aufnahme der Vitamine A, D, E und K, die auch als fettlösliche Vitamine bezeichnet werden.

Kurz auf einen Nenner gebracht, was viele Menschen ohnehin gern unterschreiben würden: *Ohne Fett kann man nicht leben*. Das gilt nicht nur für unseren Körper. Auch unsere Psyche braucht Fett! Bei einer Diät zum Beispiel sagen manche Menschen – oder sie sagen es nicht, aber die anderen merken es nur zu deutlich: Die Nerven liegen blank. Sie sind gereizt, nervös, gestresst. Das ist einfach zu erklären: Unsere Nervenstränge sind von Fett ummantelt. Wenn der Mantel aus zu wenigen oder den falschen Fetten besteht, kann da schon mal die Stimmung explodieren ...

Fett ist der potenteste Energielieferant, den wir kennen: 1 Gramm Fett liefert 9 Kalorien! Doch auch Fett ist nicht gleich Fett. So wie es lang- und kurzkettige Kohlehydrate gibt, gibt es gesättigte und ungesättigte Fette.

Gesättigte Fettsäuren

Gesättigte Fettsäuren sind hauptsächlich in tierischen Fetten enthalten – ganz selten auch in pflanzlichen, zum Beispiel in Palmöl. Gesättigte Fettsäuren sind sehr träge: Um die Fette überhaupt vom Darm ins Blut aufnehmen zu können, koppelt der Körper ein Eiweiß an das Fett. Es entsteht ein Lipo-Protein. Dieses ist allseits bekannt und oft gefürchtet unter dem Namen Cholesterin.

Cholesterin

Stellen Sie sich das Cholesterin wie ein Taxi vor, in dem als Fahrgäste gesättigte Fettsäuren sitzen. Das Cholesterin-Taxi soll seine Fahrgäste zu den Zellen transportieren. Das macht es auch brav, doch die gesättigten Fette sind träge und wollen einfach nicht aussteigen, sondern lieber im Taxi sitzen bleiben, auch wenn es seinen Zielort erreicht hat. So entsteht das »schlechte« Cholesterin, auch bekannt unter seinem Kürzel LDL. Es gibt übrigens unzählige solcher Taxiflotten und wenn ein Taxi von trägen Fahrgästen beschlagnahmt ist, neigt es dazu, sich mit anderen Taxis zusammenzurotten, die in derselben Situation sind. Es sammeln sich immer mehr Fetttaxis, schwirren im Blut herum, bilden Fettpfropfe und verstopfen den ganzen Verkehr. Die Gefäße verengen sich, Arteriosklerose entsteht. Herz-Kreislauf-Erkrankungen werden geradezu eingeladen und auch für einen Schlaganfall bereiten die Fettpfropfe die Bahn – indem sie alles verstopfen.

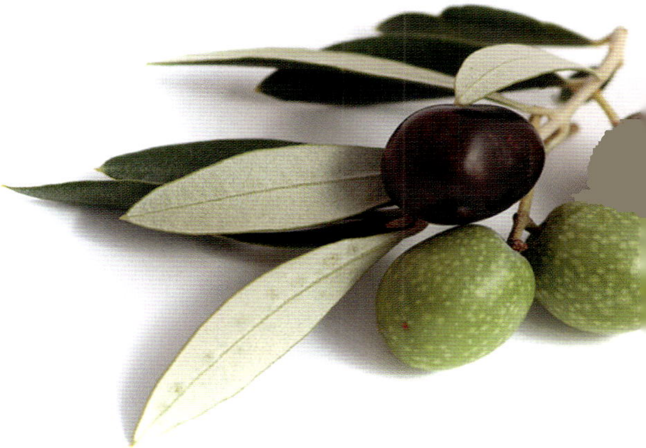

Gesättigte Fettsäuren stecken in Butter, Schmalz und allen weißen sichtbaren Fetten, wie zum Beispiel der Schwarte vom Schweinebraten oder dem weißen Rand vom Schinken. Einfach ungesättigte Fettsäuren befinden sich vor allem in Ölen von: Sonnenblumen, Mais, Raps, Oliven, Soja, Erd- und Walnüssen.

Zum Glück gibt es nicht nur träge Fahrgäste, sondern auch flinke, solche, die gerne aussteigen, sie heißen:

Ungesättigte Fettsäuren

Es gibt zweierlei Arten ungesättigte Fettsäuren: Zum einen die einfach ungesättigten Fettsäuren, wie sie in Olivenöl und Rapsöl zu finden sind. Diese ungesättigten Fettsäuren sind sehr agil, immer beschäftigt, man hat den Eindruck, sie haben viel zu tun, schnell steigen sie in ein Taxi ein und schnell steigen sie an den Zellen auch wieder aus und das Taxi kann den nächsten Fahrgast aufnehmen. Freie Taxis sind ein schöner Anblick und sie klingen auch gut, sie heißen nämlich HDL und sind bekannt unter dem Begriff »das gute Cholesterin«. Die andere Variante bilden die mehrfach ungesättigten Fettsäuren.

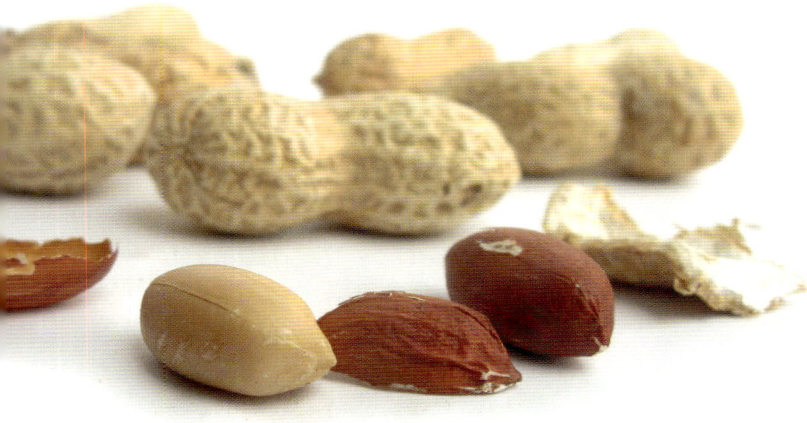

Die mehrfach ungesättigten Fettsäuren sind für den Organismus von großer Bedeutung, da sie zu 30 Prozent die Gehirnmasse und die Nerven bilden. Als Fahrgäste zeigen sie sich noch agiler und quirliger als die einfach ungesättigten Fettsäuren.

Mehrfach ungesättigte Fettsäuren sind enthalten in Nüssen wie Mandeln, Erdnüssen und Sesam.

Sie sind so reaktionsfreudig, dass sie sich schnappen, was sie kriegen können – zum Beispiel den Sauerstoff aus dem Blut, mit dem oxidieren sie dann auch gleich. Diese Oxidation führt jedoch dazu, dass die mehrfach ungesättigten Fettsäuren ranzig werden. Ranzige Fette werden zäh und klumpen, genauso wie die Fettpfropfe. Um dies zu verhindern, sollte man ausreichend fettlösliche Vitamine zu sich nehmen. Sie verhindern, dass sich die mehrfach ungesättigten Fettsäuren dem nächstbesten Sauerstoff an den Hals werfen.

Tipp Servieren Sie Salat mit hochwertigem Olivenöl – dies ist eine optimale Kombination! Achten Sie beim Speiseöl unbedingt auf hochwertige Qualität. Das Öl sollte so frisch wie möglich und kalt gepresst sein, damit die darin enthaltenen Vitamine ihre volle Wirkkraft entfalten können.

Nicht jedes Fett landet im Depot

Während die gesättigten Fettsäuren zu 97 Prozent als Brenn- oder Speicherfett im Körper landen – man muss eine Weißwurst oder Schwarzwälder Kirschtorte eigentlich gar nicht essen, man kann sie sich gleich auf die Hüften legen –, stuft der Körper andere Fette als viel zu wertvoll ein, um sie den Hüften zu überlassen. Die einfach und mehrfach ungesättigten Fettsäuren haben nämlich ernstere und verantwortungsvollere Aufgaben, als einfach nur als eiserne Reserve für schlechte Zeiten eingelagert zu werden: Sie werden im laufenden Stoffwechsel gebraucht, beispielsweise fürs Gehirn.

Gans und Ente landen im Gehirn, Schwein landet auf den Hüften

Vielleicht wundern Sie sich, warum Gans und Ente nicht auf den Hüften landen, doch es gibt auch bei den tierischen Fetten solche, die ungesättigte Fettsäuren enthalten und für den Körper zu kostbar sind, um sie bloß als Isolierschicht zu nutzen. Gans, Ente und manche Fische wie Forelle und Lachs gehören dazu.

Den Hunger austricksen: Indem wir die gesättigten Fettsäuren erkennen und meiden: alles, was weiß schimmert – in der Salami, in Fleisch, Butter und Schmalz.

Tagesdosis

Die Auswahl der Fette sollte ausgewogen sein. Ideal wären:

- 25 Prozent gesättigte Fettsäuren (z. B. in Wurst, Fleisch, Butter, Quark, Milch, Käse);
- 50 Prozent einfach ungesättigte Fettsäuren (z. B. in Olivenöl, Gans, Ente, Nüsse);
- 25 Prozent mehrfach ungesättigte Fettsäuren (z. B. in Fisch, Sonnenblumenöl, Nüssen)

Weil das in der Praxis schwer machbar ist, empfehlen wir, öfter Fisch zu essen und Olivenöl zum Braten und für Salate zu verwenden. Seien Sie es sich wert, auf die hohe Qualität Ihrer Nahrungsmittel zu achten, und leisten Sie sich das kalt gepresste Olivenöl. Ihre Gesundheit wird es Ihnen danken und es schmeckt besser.

Wir brauchen Fett. Fett ist auch gesund – in Maßen. Wir sollten allerdings darauf achten, gutes Fett zu uns zu nehmen, ohne die gesättigten Fettsäuren komplett vom Speiseplan zu streichen. Wir brauchen auch die isolierenden Eigenschaften dieser Fettart, also den Thermoskanneneffekt, und nicht zuletzt sind unsere inneren Organe durch dieses Fett geschützt, da sie von ihm ummantelt werden. Ebenso die Zellwände. Doch wir sollten mehr »gutes« Fett zu uns nehmen, also mehr ungesättigte Fettsäuren in unseren Speiseplan einbauen.

Tipp Es gibt Fettkännchen, mit denen man das Fett von Soßen abgießen kann. Bei einer Soße Bolognese empfiehlt es sich, das Fett vom Fleisch abzugießen und durch gesundes Olivenöl zu ersetzen. Mit diesem Trick reduziert man gesättigte Fettsäuren und erhöht den Anteil an den wichtigen ungesättigten Fetten.

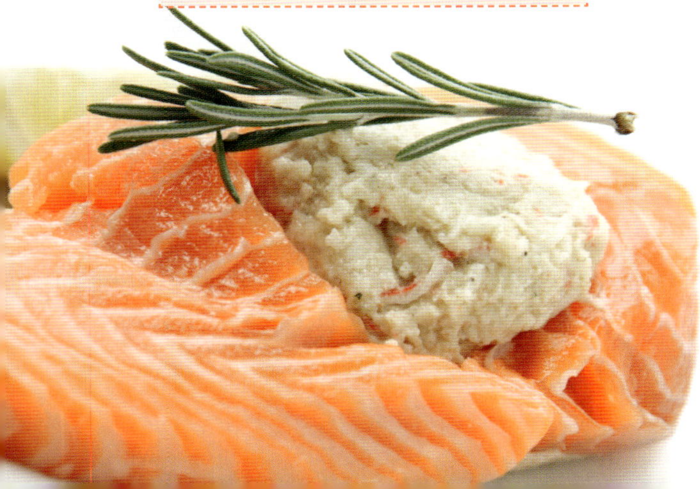

Woran man schlechtes Fett erkennt

Häufig ist das Fett in der Nahrung sichtbar. Zum Beispiel der weiße Rand am Schinken oder die Schwarte bei Fleisch und Speck. Manchmal ist das Fett in der Nahrung aber auch unsichtbar, weil es künstlich gehärtet wurde. Eine Tütensuppe kann beispielsweise zu 30 Prozent aus Fett bestehen. Seltsam, oder? Suppenpulver ist doch nicht flüssig! Wenn es der Lebensmittelindustrie nicht gelungen wäre, Fett in Pulver zu verwandeln, gäbe es keine Tütensuppen. Und – unter uns – das wäre kein großer Verlust, wenn man auf gesunde und bewusste Ernährung Wert legt, denn gehärtete Fette schaden dem Körper!

Das Problem ist: Sie sind fast überall. Ob in Keksen oder in Margarine, Pommes frites aus der Tiefkühltruhe oder Chips und Schokolade. Da glaubt man, sich etwas Gutes zu tun, indem man zur Gemüsebrühe im Päckchen greift ... und belastet sich in Wirklichkeit.

Tipp

Gehärtete Fette tarnen sich gern unter dem Deckmantel »pflanzliche Fette, zum Teil gehärtet«. Entlarven Sie diese Tarnung und ziehen Sie den Fetten den Deckmantel aus: Lesen Sie die Inhaltsangaben von Produkten wie einen Krimi. Wenn Sie den Überbegriff »pflanzliches Fett« entdecken, wissen Sie: Pflanzliche Fette sind im Naturzustand flüssig. Ist das Produkt allerdings fest, kann ja wohl etwas nicht stimmen. Hier hat die Industrie die Fette stark erhitzt, um diese flüssigen Fette in modifizierte, harte Fette umzuwandeln. So wurde aus dem anfangs guten ein schlechtes Fett gemacht, das heißt, dieses Fett ist ein Überläufer, eine Art Doppelagent. Durch die Erhitzung ändert sich die chemische Zusammensetzung des Fetts und es nimmt eine völlig neue Struktur an, wie sie in der Natur gar nicht vorkommt. Diese Struktur kann der Körper nicht wie natürliches Fett verarbeiten; sie ist enorm gesundheitsschädlich.

Den Hunger austricksen: Indem Sie Produkte meiden, die in ihren Inhaltsstoffen »gehärtete Fette« auflisten.

Eine verhängnisvolle Beziehung: Fett und Kohlehydrate

Das fleißige Insulin ist sehr gründlich und speichert nicht nur Zucker in den Zellen, sondern – wenn es Fett findet – wird das gleich mitgespeichert und landet dann ... wo wohl: auf den Hüften. Diese verhängnisvolle Beziehung kann verhindert werden, wenn wir berücksichtigen, dass die Zusammenstellung einer Mahlzeit eine große Rolle dabei spielt, wie die Nahrung vom Körper verwertet wird. Wir empfehlen allerdings nicht die herkömmliche Trennkost, Eiweiß von Kohlehydraten zu trennen, sondern wir empfehlen, Kohlehydrate von Fett zu trennen: Genießen Sie den Braten nur mit Rotkraut und verzichten auf die Knödel. Oder bestellen Sie sich beim nächsten Mal Knödel mit Blaukraut und verzichten auf den Braten. Denn: Wenn wir Braten und Knödel essen, locken die kohlehydratreichen Knödel das Insulin und das lagert dann den deftigen Braten brav in unseren Fettdepots ein.

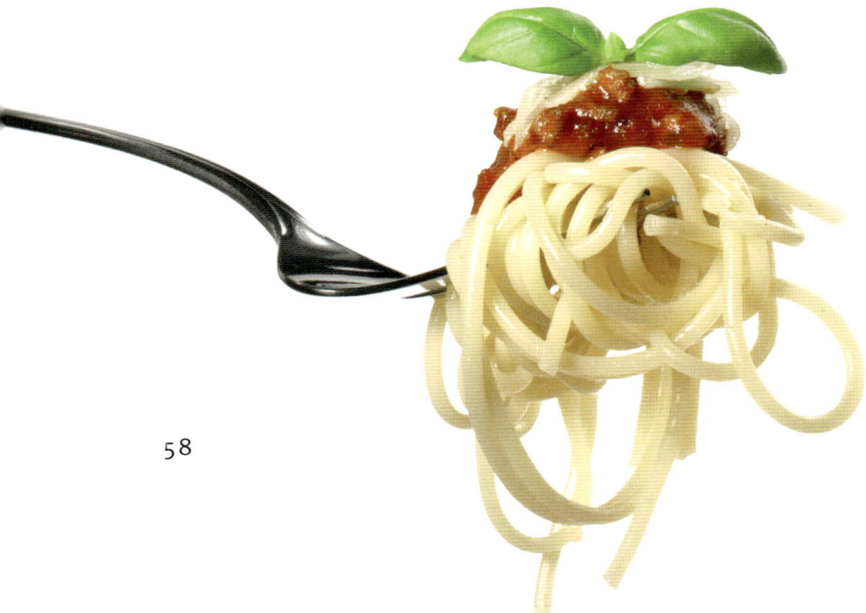

je 100 g Lebensmittel	Fett
Brotwaren	
Pumpernickel	1,0 %
Roggenvollkornbrot; grobkörnig	1,4 %
Roggenbrot	1,4 %
Weizenbrot (Vollkornmehl)	1,5 %
Mischbrot	1,5 %
Knäckebrot	1,5 %
Pitabrot	1,6 %
Vollkornschrot-Kleiebrot	2,0 %
Sojabrot	2,0 %
Haferkleiebrot	2,0 %
Brötchen (Weizen)	2,0 %
Brezel (Laugenbrezel)	2,0 %
Mehrkornvollkornbrot	2,2 %
Vollkornbrot; glutenfrei	2,2 %
Vollkornbrot mit Leinsamen	2,5 %
Weißbrot	4,0 %
Vollkornfrüchtebrot	4,0 %
Süßes Gebäck	
Apfelmuffin	6,0 %
Donut	6,0 %
Reiskräcker	8,0 %
Heidesand	9,0 %
Biskuit	11,0 %
Obsttorte	11,0%

je 100 g Lebensmittel	Fett
Sandgebäck	15,7 %
Waffel	20,0 %
Butterkeks	20,0 %
Croissant	25,0 %
Süßigkeiten	
Konfitüre	0,0 %
Honig	0,0 %
Fruchtgummi	0,0 %
Popcorn; süß	5,0 %
Diät Eiscreme	6,0 %
Reiskräcker; süß	8,0 %
Eiscreme	12,0 %
Müsliriegel	16,0 %
Mars	18,3 %
M & M's	20,0 %
Twix	24,2 %
Snickers	28,3 %
Bitterschokolade; 70 % Kakao	30,0 %
Nutella	30,0 %
Schokolade; Vollmilch	32,0 %
Schokoladenriegel	37,0 %

je 100 g Lebensmittel	Fett
Snacks	
Reiskräcker; fettreduziert	0,5 %
Popcorn; salzig	5,0 %
Salzbrezeln/-stangen; trocken	5,0 %
Pizza mit Käse und Tomaten	8,4 %
Kräcker	14,0 %
Toast Hawaii	19,3 %
Maiskräcker	20,0 %
Kartoffelchips	40,0 %
Erdnüsse; geröstet	49,4 %
Beilagen	
Kartoffeln; gekocht	0,1 %
Pellkartoffeln	0,1 %
Weißer Reis/Instantreis	0,5 %
Bulgur	0,5 %
Nudeln weich; Hartweizen	0,5 %

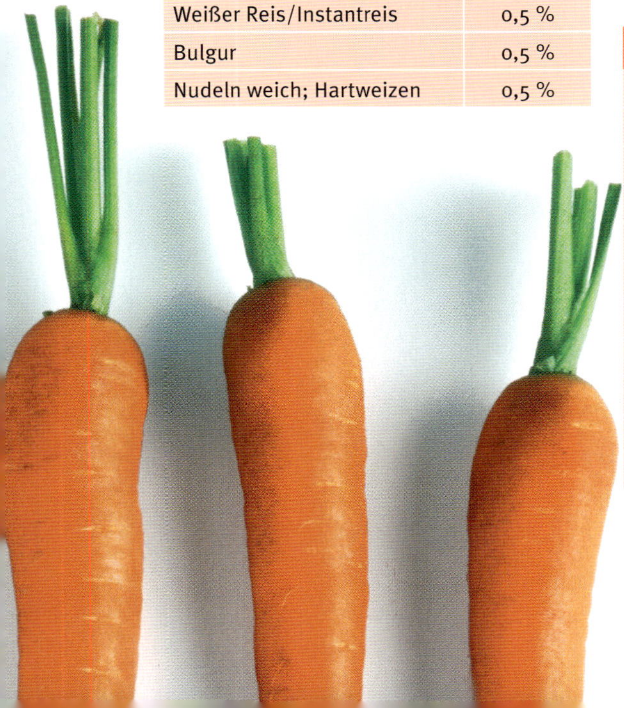

je 100 g Lebensmittel	Fett
Süßkartoffeln	0,6 %
Gnocchi	0,7 %
Nudeln al dente; Hartweizen	0,8 %
Vollkornreis	0,8 %
Kartoffelpüree	1,0 %
Wildreis	1,3 %
Eiernudeln al dente	1,3 %
Gerstengraupen	1,4 %
Vollkornteigwaren mit Ei	1,8 %
Ravioli mit Fleischfüllung	3,0 %
Couscous	4,0 %
Bratkartoffeln	8,0 %
Käsetortellini	10,0 %
Pommes frites	14,5 %
Kartoffelchips	40 %
Gemüse	
Radieschen	0,1 %
Rote Bete; roh	0,1 %
Rote Bete; gekocht	0,1 %
Kürbis, roh	0,1 %
Trockenbohnen; grün	0,1 %
Kopfsalat	0,2 %
Rettich	0,2 %
Gurken; roh	0,2 %
Chicorée; roh	0,2 %
Aubergine; roh	0,2 %
Aubergine; gekocht	0,2 %

je 100 g Lebensmittel	Fett
Gemüse	
Brokkoli; roh	0,2 %
Tomaten; roh	0,2 %
Weißkohl; roh	0,2 %
Karotten; roh	0,2 %
Grüne Bohnen; roh	0,2 %
Weiße Rüben; roh	0,2 %
Karotten; gekocht	0,2 %
Spinat; gekocht	0,3 %
Spinat; roh	0,3 %
Pilze (Champignons)	0,3 %
Mangold; roh	0,3 %
Knollensellerie; roh	0,3 %
Knollensellerie; gekocht	0,3 %
Paprika; roh	0,3 %
Zwiebeln	0,3 %
Bambussprossen	0,3 %
Grüne Bohnen; gekocht	0,3 %
Weiße Rüben; gekocht	0,3 %
Zucchini; roh	0,4 %

je 100 g Lebensmittel	Fett
Grüne Erbsen; frisch oder tiefgekühlt	0,4 %
Erbsen aus der Dose	0,4 %
Weiße Bohnen aus der Dose	0,6 %
Sojasprossen	1,2 %
Mais aus der Dose	1,5 %
Weiße Bohnen; roh	1,6 %
Saubohnen	2,0 %
Kidneybohnen	3,3 %
Kichererbsen	3,4 %
Avocado; roh	23,5 %

Getreideflocken/Müsli/Nüsse	
Puffreis	0,1 %
Cornflakes	0,1 %
Sultaninen	0,2 %
Getrocknete Datteln	0,5 %
Getrocknete Aprikosen	0,5 %
Rosinen	0,6 %

je 100 g Lebensmittel	Fett
Getreideflocken/Müsli/Nüsse	
Weizengrieß	1,0 %
Buchweizen	1,7 %
Hirseflocken	3,9 %
Ballaststoff-Flakes (All bran)	4,0 %
Vollkornmüsli für Diabetiker	5,0 %
Kleieflocken	5,0 %
Instanthaferflocken	7,7 %
Normales Müsli	8,0 %
Vollkornhaferflocken	8,0 %
Weizenkeime	10,0 %
Haferflocken	10,0 %
Sojabohnen	23,5 %
Leinsamen; ungeschält	35,0 %
Sonnenblumenkerne	49,0 %
Sesamsamen	50,0 %
Kürbiskerne	50,0 %
Mandeln	54,0 %
Walnüsse	62,0 %

je 100 g Lebensmittel	Fett
Milchprodukte:	
Joghurt; fettreduziert	0,1 %
Buttermilch	0,5 %
Joghurt; fettreduziert mit Früchten	1,3 %
Sojamilch	2,0 %
Dickmilch aus Trinkmilch	3,5 %
Kefir aus Trinkmilch	3,5 %
Joghurt; naturbelassen aus Vollmilch	3,5 %
Vollmilch	3,5 %
Rohmilch	3,8 %
Quark	5,0 %
Diabetiker Eiscreme	6,0 %
Trinkschokolade	7,3 %
Eiscreme	11,7 %

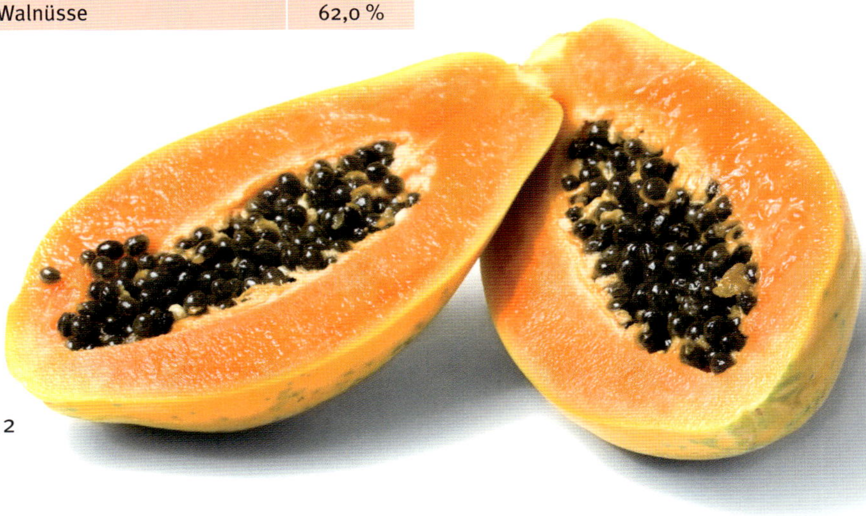

je 100 g Lebensmittel	Fett
Obst:	
Pfirsich	0,1 %
Honigmelone	0,1 %
Papaya	0,1 %
Pflaume	0,1 %
Aprikose	0,2 %
Grapefruit	0,2 %
Orange	0,2 %
Wassermelone	0,2 %
Ananas	0,2 %
Banane	0,2 %
Mango	0,3 %
Trauben	0,3 %
Feigen	0,4 %
Kirschen (süß)	0,4 %
Apfel	0,4 %
Birne	0,4 %
Beeren	0,5 %
Kiwi	0,6 %
Getränke:	
Mineralwasser	0,0 %
Tee	0,0 %
Apfelschorle	0,0 %
Multivitaminnektar	0,0 %
Limonade	0,0 %
Sportgetränke/isotonische Getränke	0,0 %

je 100 g Lebensmittel	Fett
Coca-Cola	0,0 %
Fruchtsaftgetränke	0,0 %
Tomatensaft	0,1 %
Grapefruitsaft; frisch gepresst	0,1 %
Ananassaft	0,1 %
Grapefruitsaft; zuckerfrei	0,1 %
Orangensaft; frisch gepresst	0,2 %
Apfelsaft	0,0 %
Sonstiges:	
Fruktose (Fruchtzucker)	0,0 %
Laktose (Milchzucker)	0,0 %
Maisstärke	0,0 %
Weißer Zucker	0,0 %
Traubenzucker	0,0 %

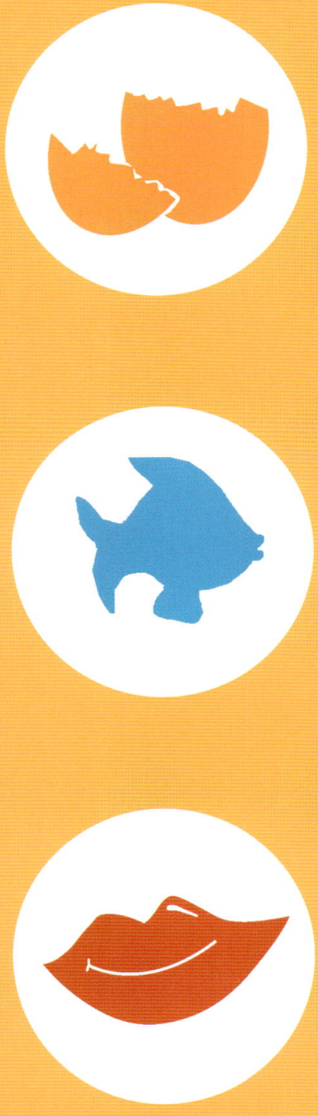

Ei, Ei, Eiweiß: der Joker

5

Während es bei den Kohlehydraten und Fetten die Guten und die Bösen gibt, gibt es bei Eiweiß nur Gute. Eiweiße, auch Proteine genannt, sind wahre Alleskönner und Tausendsassas – und was den Hunger betrifft, der Joker!
Kohlehydrate und Fette werden vom Körper zur Herstellung lebensnotwendiger Substanzen benötigt; wenn allerdings zu viel davon vorhanden ist, verwandeln sie sich in Fett. Eiweiß tut das nicht. Eiweiß ist im Normalfall viel zu wertvoll für den Körper, um es zu Fett werden zu lassen, denn er braucht es für Muskelfasern, Sehnen, Knochen, Knorpel, die Haut und als Baustein für alle Antikörper unseres Immunsystems. Im Grunde genommen bestehen wir zu großen Teilen aus Wasser und Eiweiß.

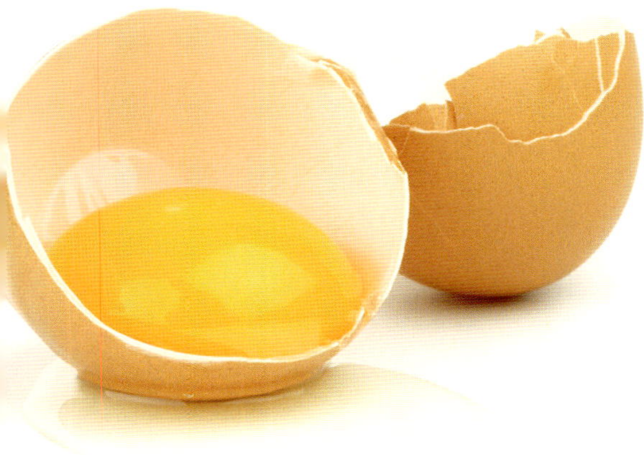

Dicker Rechenfehler

Auch beim Eiweiß stimmt so manche Kalorienrechnung nicht.
Zwar hat Eiweiß Kalorien, nämlich 4 Kalorien pro Gramm. Aber da der Körper im Normalfall das Eiweiß nicht zur Energiegewinnung nutzt und nicht speichert, ist es in dieser Rechnung fehl am Platz.

Eiweiß ist in tierischen und pflanzlichen Produkten enthalten. Tierisches Eiweiß ist für unseren Körper wertvoller als pflanzliches.
Es gibt ca. 20 verschiedene Eiweißbausteine, sogenannte Aminosäuren. Wenn nur ein einziger dieser Eiweißbausteine fehlt, kommt es zu Stoffwechselstörungen. In den tierischen Eiweißen sind alle Aminosäuren komplett enthalten, während in den pflanzlichen Eiweißen drei Bausteine fehlen: Lysin, Tryptophan, Methionin. Wenn jemand sich strikt vegan ernährt, also auch auf Eier und Milchprodukte verzichtet, fehlen diese drei Eiweißbausteine. Der erfindungsreiche Körper bastelt dann ähnliche Bausteine, die jedoch nicht die gleiche Qualität erreichen. Deshalb funktioniert der Stoffwechsel bei veganer Ernährung nicht optimal.

Eiweißbedarf

Im Durchschnitt brauchen wir täglich 50–100 Gramm reines Eiweiß pro Person. Das entspricht täglich 2,5 Kilo Joghurt. Oder 800 Gramm Quark. Oder knapp einem halben Kilo Huhn.

Sie sehen, es ist gar nicht so einfach, den Eiweißbedarf zu decken. Während es bei Zucker und Fett sehr leicht ist – ein Tiramisu und der Fall ist erledigt –, muss man sich bei Eiweiß anstrengen, um den Tagesbedarf abzudecken. Die meisten Menschen wissen, dass in Fleisch viel Eiweiß enthalten ist. Manche meinen, mit recht viel Schweinebraten würde das mit dem Eiweiß schon passen. Nein, es passt nicht. Denn leider behindert Fett die Aufnahme von Eiweiß. Während also der Schweinebraten als Fettbombe auf den Hüften landet, erfüllt das Eiweiß nur in geringen Maßen seine Zwecke. Doch wir können die Eiweißaufnahme auch ankurbeln, zum Beispiel durch Zitronensaft. Dadurch wird das Eiweiß so aufgeschlüsselt, dass der Körper es leichter aufnehmen kann. Nicht umsonst gibt es zum Wiener Schnitzel eine Scheibe Zitrone; Fleisch wird häufig auch in Zitronensaft mariniert.

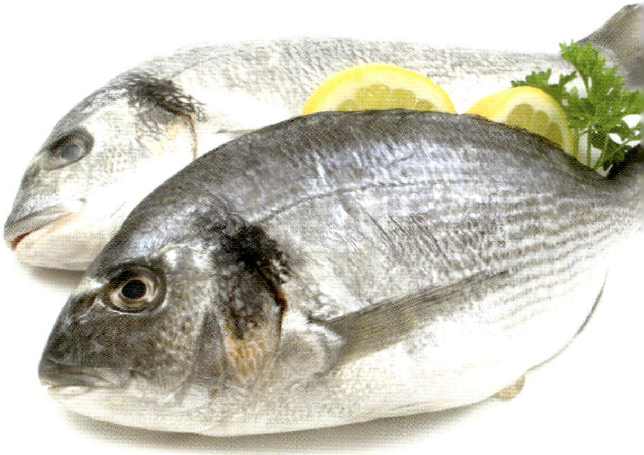

Eiweiß kann vom Körper nicht gespeichert werden. Es ist also nicht sinnvoll, an einem Tag sehr viel Eiweiß zu sich zu nehmen und dann tagelang nichts. Wir brauchen jeden Tag Eiweiß und wir sollten es am besten über den Tag verteilt zu uns nehmen. Ideal ist die Kombination aus pflanzlichem und tierischem Eiweiß, wie zum Beispiel Hühnchen mit Bohnen oder Erbsen oder mageres Gyros mit Zaziki. Hier pushen sich die zwei verschiedenen Eiweißquellen gegenseitig und so wird die Eiweißaufnahme beträchtlich gesteigert.

je 100 g Lebensmittel	Eiweißgehalt in g
Brotwaren	
Pumpernickel	5,0
Roggenvollkornbrot; grobkörnig	7,0
Vollkornschrot-Kleiebrot	7,0
Mehrkornvollkornbrot	7,0
Weizenbrot (Vollkornmehl)	7,0
Mischbrot	7,0
Roggenbrot	7,0
Weißbrot	8,0
Brezel (Laugenbrezel)	8,0
Brötchen (Weizen)	9,0
Knäckebrot	10,0

Süßes Gebäck	
Heidesand	0
Biskuit	4,0
Sandgebäck	6,0
Croissant	7,0
Butterkekse	8,0
Reiskräcker	8,0
Waffeln	10,0

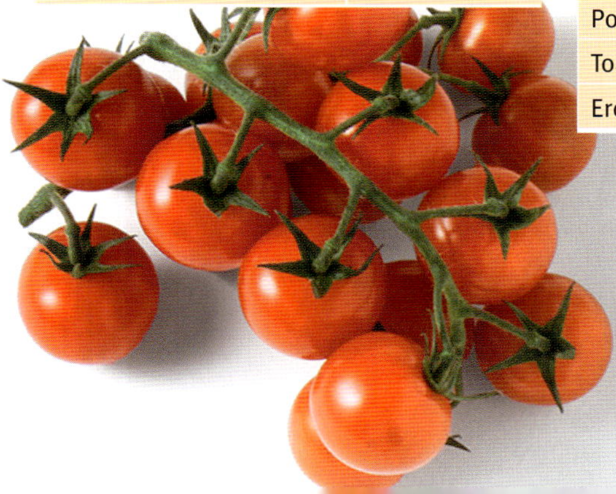

je 100 g Lebensmittel	Eiweißgehalt in g
Süßigkeiten	
Konfitüre	0
Honig	0
Diät Eiscreme	2,0
Schokoladenriegel	3,0
Eiscreme	4,0
Bitterschokolade; 70 % Kakao	5,0
Schokolade; Vollmilch	7,0
Müsliriegel	8,0
Reiskräcker; süß	8,0
Fruchtgummi	10,0
Popcorn; süß	13,0

Snacks	
Maiskräcker	0
Kartoffelchips	6,0
Reiskräcker; fettreduziert	8,0
Pizza mit Käse und Tomaten	9,6
Kräcker	11,0
Salzbrezeln/-stangen; trocken	11,0
Popcorn; salzig	13,0
Toast Hawaii	14,0
Erdnüsse; geröstet	26,0

je 100 g Lebensmittel	Eiweißgehalt in g
Beilagen	
Kartoffelpüree	2,0
Pellkartoffeln	2,0
Weißer Reis/Instantreis	2,0
Bratkartoffeln	2,5
Ravioli mit Fleischfüllung	3,0
Gnocchi	3,0
Vollkornreis	3,0
Pommes frites	4,0
Nudeln weich/al dente; Hartweizengrieß	4,0
Bulgur	4,0
Eiernudeln al dente	5,0
Wildreis	5,0
Vollkornteigwaren mit Ei	7,0
Käsetortellini	10,0

Gemüse	
Gurken; roh	0,6
Karotten; gekocht	0,9
Tomaten; roh	1,0
Auberginen; gekocht	1,0
Karotten; roh	1,1
Radieschen	1,1
Paprika; roh	1,2
Kopfsalat	1,3
Knollensellerie; gekocht	1,4
Grüne Bohnen; gekocht	1,6

je 100 g Lebensmittel	Eiweißgehalt in g
Avocado; roh	2,0
Spinat; gekocht	2,3
Pilze (Champignons etc.)	2,7
Mais aus der Dose	3,2
Sojasprossen	5,0
Grüne Erbsen; frisch oder tiefgekühlt	5,8
Trockenbohnen; grün	20,0
Getreideflocken/Müsli/Nüsse	
Cornflakes	0,1
Normales Müsli	9,3
Haferflocken	10,0
Vollkornhaferflocken	12,3
Walnüsse	15,0
Mandeln	19,0
Sesamsamen	20,0
Kleieflocken	23,0
Leinsamen; ungeschält	24,0
Kürbiskerne	25,0
Sonnenblumenkerne	27,0
Weizenkeime	30,0
Sojabohnen	36,8

je 100 g Lebensmittel	Eiweißgehalt in g
Milchprodukte	
Joghurt; naturbelassen aus Trinkmilch	3,3
Vollmilch (Rohmilch)	3,3
Trinkmilch	3,3
Buttermilch	3,5
Joghurt; fettreduziert	3,5
Eiscreme	3,9
Quark 20 %	13,0
Obst	
Apfel	0,3
Papaya	0,6
Grapefruit	0,6
Pflaume	0,6
Birne	0,6
Pfirsich	0,7
Kiwi	0,9
Beeren	1,0
Orange	1,0
Aprikose	1,0
Kirschen	1,1
Feigen	1,3
Getrocknete Aprikosen	5,0
Getränke	
Mineralwasser	0
Schwarzer Tee; ungesüßt	0

je 100 g Lebensmittel	Eiweißgehalt in g
Limonade	0
Coca-Cola	0
Apfelsaft	0,1
Grapefruitsaft; frisch gepresst	0,6
Orangensaft; frisch gepresst	0,7
Tomatensaft	0,8
Vollmilch	3,3
Sonstiges:	
Weißer/brauner Zucker	0
Traubenzucker	0
Geflügel:	
Gans	15,7
Ente	18,1
Pute	19,2
Huhn	20,6
Rindfleisch:	
Filet	19,2
Kamm	19,4
Kalbfleisch:	
Schnitzel	20,7

je 100 g Lebensmittel	Eiweißgehalt in g
Schweinefleisch:	
Kotlett	19,0
Filet	21,5
Schnitzel	21,6
Wild:	
Hirsch	20,6
Reh	21,4
Hase	21,6
Wurst:	
Speck	9,1
Fleischwurst	12,4
Wiener Würstchen	14,9
Leberwurst	15,9
Geflügelwurst	16,2
Schinken; gekocht	19,5
Salami	21
Schinken; roh	29,7
Fisch:	
Seezunge	17,5
Rotbarsch	18,2
Seelachs	18,3
Krabben	18,6
Forelle	19,5
Thunfisch	23,8

je 100 g Lebensmittel	Eiweißgehalt in g
Käse:	
Doppelrahmk. 60 % Fett i. Tr.	11,3
Hüttenkäse	12,3
Schmelzkäse 45 % Fett i. Tr.	14,4
Camembert 60 % Fett i. Tr.	17,9
Romadur 30 % Fett i. Tr.	23,7
Edamer 45 % Fett i. Tr.	24,8
Gouda 45 % Fett i. Tr.	25,5
Ziegenkäse 45 % Fett i. Tr.	28,0
Emmentaler 45 % Fett i. Tr.	28,7
Parmesan 35 % Fett i. Tr.	35,6
Ei:	
Eiklar	10,9
Vollei	12,9
Eigelb	16,1
Öle und Fette:	
Olivenöl	0
Sonnenblumenöl	0
Schweineschmalz	0,1
Margarine	0,2
Butter	0,7

Den Hunger austricksen: mit Eiweiß. Es ist wissenschaftlich erwiesen, dass Eiweiß die am längsten anhaltende Sättigung erzielt!

Richtig trennen!

Vielleicht ist Ihnen in diesem Zusammenhang die seit vielen Jahren im Trend liegende Trennkost eingefallen, bei der Mahlzeiten mit Eiweiß von Mahlzeiten mit Kohlehydraten getrennt werden. Fett darf man dabei zu beidem essen.

Wir halten eine solche Kombination der Lebensmittel nicht für sinnvoll, denn die Trennkost hat zwei Haken: Wenn man nämlich, wie die Trennkost empfiehlt, Fett und Eiweiß zusammen isst, wird die Eiweißaufnahme durch das Fett behindert. Somit bekommt unser Körper weniger vom wertvollen Eiweiß, aber dafür mehr vom Fett ab.

Wenn wir wiederum Fett und Kohlehydrate zusammen essen, kommt abermals in erster Linie das Fett zum Zuge. Denn das durch die Kohlehydrate gelockte Insulin sorgt dafür, dass das aufgenommene Fett bestmöglich in Fettdepots für schlechte Zeiten eingelagert wird.

Wäre denn dann nicht die Krönung aller Diäten eine reine Eiweißkost? Nein, denn die anderen Stoffe wie Fette und Kohlehydrate existieren nicht umsonst, wir brauchen sie auch dringend. Eine gesunde Gewichtung in unserer täglichen Nahrungsaufnahme ist der Schlüssel zu einer gesunden, figurbewussten Ernährung.

Den Hunger austricksen: Versuchen Sie Trennkost einmal anders – Kohlehydrate von Fett trennen und Eiweiß zu beidem essen.

Eiweiß macht stark und schlank!

Eiweiß ist auch die Grundlage für die sogenannten Wachstumshormone. Sie werden hauptsächlich nachts ausgeschüttet und sind für den Wiederaufbau und die Regeneration im Körper verantwortlich. Wenn wir uns tagsüber zum Beispiel verletzt haben, vielleicht beim Zwiebelschneiden mit dem Messer abgerutscht sind, sorgen die Wachstumshormone dafür, dass die Verletzung heilt. Sie gelten als Verjüngungsmittel, denn sie bewirken, dass wir morgens wie runderneuert sind und auch noch weniger wiegen.

Ein erhöhter Eiweißbedarf liegt vor, wenn wir krank sind, da das Eiweiß ein wichtiger Baustein für unser Immunsystem ist. Auch wenn wir gestresst sind, benötigen wir viel Eiweiß – daraus können Antikörper und Hormone gebildet werden. Ferner brauchen wir beim Sport eine erhöhte Portion Proteine. Kein Muskel wächst ohne Eiweiß, denn der Muskel besteht aus Eiweiß und nichts kann Eiweiß ersetzen.

Das Eiweiß-Betthupferl

In Hollywoods Anti-Aging-Kliniken werden gerne Wachstumshormone gespritzt – allerdings muss man sehr wohlhabend sein, um sich diese Verjüngungskur leis-

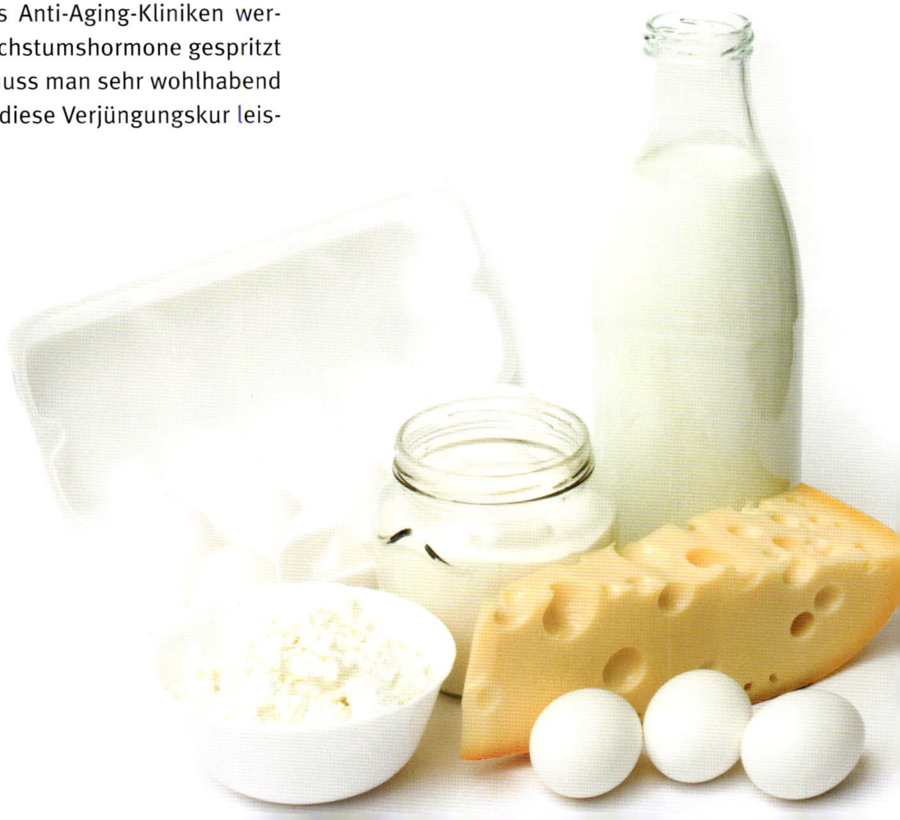

ten zu können. Eine Spritze kostet ein Vermögen. Das alles ist auch günstiger zu haben, indem wir vor dem Schlafen Eiweiß zu uns nehmen: roher Schinken ohne Fettrand, mageres Hühnchen ohne Haut, einige Löffel Magerquark. Dies sind sinnvolle Betthupferl. Hier zeigt sich auch, dass die Regel, spät am Abend und vor dem Schlafengehen keinesfalls zu essen, nicht stimmt. Es kommt immer darauf an, was wir essen. Schokolade vor dem Schlafengehen ist ungesund und setzt an. Eiweiß vor dem Schlafengehen dagegen ist eine kluge Investition in ein schlankes und vitales Leben.

Tipp Nehmen Sie Eiweiß am besten kurz vor dem Schlafengehen zu sich, damit das Wachstumshormon erfolgreich arbeiten kann!

Ein Mangel an Eiweiß führt zu

- Muskelschwund
- Stoffwechselstörungen
- Hormonstörungen
- faltiger Haut
- erhöhter Fetteinlagerung

Den Hunger austricksen: Häufiger mal Eiweißmahlzeiten einlegen, da diese nicht in Fettdepots, sondern in unsere Ressourcen investiert werden. Wir bilden mit ihrer Hilfe mehr Muskeln und unser Stoffwechsel wird angekurbelt – das alles macht schlank.

Zwei fleißige Schlankmacher

Glukagon – der Gegenspieler von Insulin. Insulin ist bekanntermaßen für die Einlagerung und Speicherung verantwortlich. Das Hormon Glukagon arbeitet dagegen im Bereich »Abbau und Verbrennung« – und zählt somit zu den Schlankheitshormonen. Wenn wir eiweißreiche Nahrung zu uns nehmen, dann besteht der überaus positive Nebeneffekt darin, dass der Körper daraus Glukagon bilden kann und so den Abbau von Fett ankurbelt. Eiweiß liefert noch einen weiteren Schlankmacher: den Eiweißbaustein **Carnitin**. Es ist für den Transport von Fett und somit für die Verbrennung von Fett verantwortlich. Carnitin arbeitet am fleißigsten, wenn wir

Sport treiben. Manche Menschen treiben viel Sport und nehmen trotzdem nichts ab – vielleicht, weil ihnen dieser Eiweißbaustein fehlt.

Hunger ade mit Eiweiß

Wir sollten niemals hungern, da dabei neue Fettzellen gebildet, der Stoffwechsel und Grundumsatz gesenkt und Muskeln abgebaut werden. Und am Ende steht auch noch eine Heißhungerattacke. Wir sollten auch dann nicht hungern, wenn wir ganz schnell abnehmen möchten, weil ein Klassentreffen ansteht oder die Badesaison lockt. Ein sinnvoller Trick, schnell abzunehmen, sieht so aus, dass wir die Abendmahlzeit durch eine Eiweißmahlzeit ohne Kohlehydrate ersetzen: Fisch mit Erbsen und Bohnen, Putenschnitzel mit Mozzarella, Spargel mit magerem Schinken, Salat mit Putenstreifen, Magerquark auf Vollkornbrot mit Tomaten und Schnittlauch darüber, Vollkornbrot mit Putenbrust, Tomaten-Mozzarella-Salat, Auberginen-Tomaten-Auflauf mit Käse, Gemüseeintopf usw.

Eiweiß für immer

Das Wundermittel Eiweiß verlangt Kondition: Die Umstellung klappt nicht von heute auf morgen. Es dauert insgesamt achtzehn Monate, bis der Körper optimal versorgt ist, die Muskeln schön straff, die Knochen aufgebaut, das Immunsystem gestärkt ist und das Hämoglobin (rote Blutkörperchen) ansteigt und der Sauerstoffwert im Blut erhöht ist. Also fangen Sie am besten gleich heute damit an, Eiweiß einen Ehrenplatz in Ihrem Leben zu geben. Den hat es allemal verdient, da es uns so viel Lebensqualität schenkt.

Den Hunger austricksen: Die Abendmahlzeit durch eine Eiweißmahlzeit ersetzen. Das erzielt die schnellsten Erfolge bei der gesunden Gewichtsabnahme!

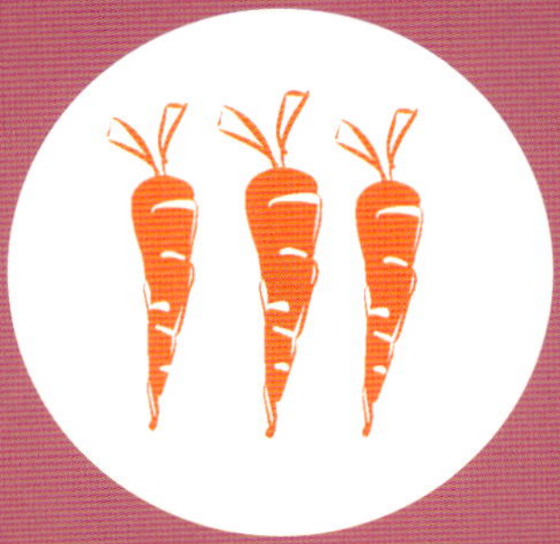

6

Was und wie viel ist genug?

Was die tägliche Nahrung betrifft, kursieren die verschiedensten Empfehlungen. Häufig hört man, die ideale Tageszufuhr setze sich folgendermaßen zusammen:

- 60 Prozent Kohlehydrate
- 30 Prozent Fett
- 10 Prozent Eiweiß

Als Ernährungsexpertin kann Iris Mäusl dies nicht nachvollziehen. Es ist sehr unwahrscheinlich, dass man bei dieser Nahrungszusammensetzung schlank, gesund und fit bleibt. Beim Thema Ernährung gibt es zahlreiche Meinungen, die meist mehr mit Diäten zu tun haben als mit einer bewussten Ernährungsumstellung: Die einen schwören auf Rohkost, die anderen auf Trennkost, wieder andere auf Kohlsuppe oder auf die Hollywood-Ananas-Diät – und viele neigen leider dazu, sich gelegentlich zu bekriegen, weil jeder recht haben möchte.

Hier soll keine weitere Diät propagiert werden, sondern wir möchten Sie dazu motivieren, Ihre Ernährung auf lange Sicht gesund und genussvoll umzustellen und dabei überflüssige Pfunde zu verlieren.

Unsere Empfehlung lautet:

- Wesentlich weniger Kohlehydrate als 50 Prozent.
- Den Ballaststoffanteil relativ hoch halten.
- Wesentlich mehr Eiweiß als 10 Prozent.
- Etwa 30 Prozent Fett und unbedingt »gutes«.
- Viele Mineral- und Vitalstoffe.

Ja, das ist relativ schwer umzusetzen. Doch wirklich viel Aufmerksamkeit und Aufwand kostet das nur zu Beginn, wenn Sie die neue Welt der gesunden Ernährung betreten – sehr schnell werden Sie zum Profi. Die gesunde Ernährung ist wie ein neues Hobby, das man mit Leidenschaft und Freude betreibt: Am Anfang erfordert es mehr Mühe, weil man sich mit den vielen Neuheiten ja erst einmal vertraut machen muss. Nach einiger Zeit läuft es einfach wie von selbst – und das Gewicht, das läuft davon.

Den Hunger austricksen: Weniger Kohlehydrate, mehr Eiweiß und gesundes Fett.

Nun haben wir schon sehr viel Wissen zusammengetragen über die Art und Weise, wie unser Körper das verwertet, was wir ihm zuführen, und wie wir optimal davon profitieren können. Doch es gibt noch viele weitere Faktoren und Tricks rund um die Ernährung – einige davon listen wir an dieser Stelle für Sie auf.

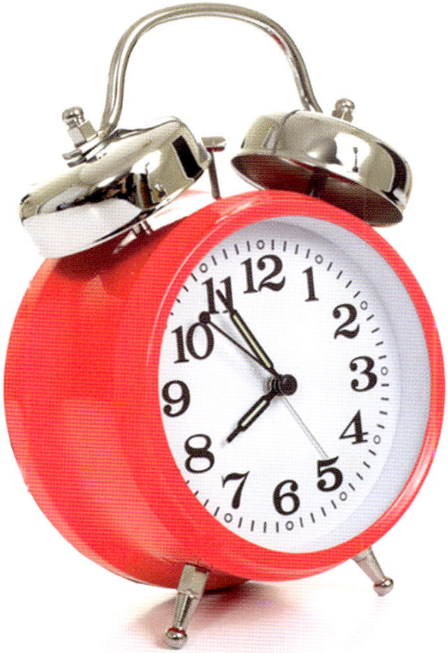

Zeitpunkt der Nahrungsaufnahme

Viele Menschen, die gerne schlanker wären, glauben, sie täten sich einen Gefallen, wenn sie die erste Mahlzeit des Tages so spät wie möglich zu sich nehmen. Sie lassen das Frühstück ausfallen und sind vielleicht sogar stolz auf sich, wenn sie erst um die Mittagszeit herum etwas essen. Dies ist leider falsch gedacht. Spätestens um zehn Uhr morgens sollte etwas gegessen werden, um den Stoffwechsel nicht auf Sparflamme zu programmieren. Insbesondere aber auch, um einem Eiweiß- oder Vitaminmangel und somit einem Muskelabbau und einer Stoffwechselbeeinträchtigung vorzubeugen.

In Ernährungsratgebern ist oft zu lesen, man solle abends nach 18 Uhr nichts mehr essen. Doch es kommt vielmehr darauf an, wie der persönliche Lebensrhythmus eines Menschen aussieht. Wenn Sie vielleicht nachts arbeiten und erst mittags aufstehen, wäre es nicht sinnvoll, um 18 Uhr die letzte Mahlzeit zu sich zu nehmen. Das Gleiche gilt für das Frühstück. Wer erst um sieben Uhr morgens ins Bett geht, wird sich wohl kaum den Wecker stellen, um rechtzeitig vor zehn Uhr frühstücken zu können. Das bedeutet, dass diese Richtwerte nur allgemeine

Anhaltspunkte sind. Entscheidend ist Ihr persönlicher Lebensrhythmus. Generell ist es sinnvoll, mindestens drei Stunden vor dem Schlafengehen nichts mehr zu essen, mit Ausnahme des kleinen Eiweiß-Betthupferls (s. oben, Seite 73). So kann der Körper nachts Fettreserven abbauen. Beachten sollten Sie außerdem, dass unser Aktivitätsrhythmus die Kalorienaufnahme beeinflusst. Abends ist die Kalorienaufnahme des Körpers höher als morgens, also entgegengesetzt zum Kalorienverbrauch. Denn abends bauen wir nicht mehr viel ab und verbrauchen weniger Energie – im Normalfall. Ein Schichtarbeiter verbraucht die meiste Energie vielleicht gerade abends und nachts.

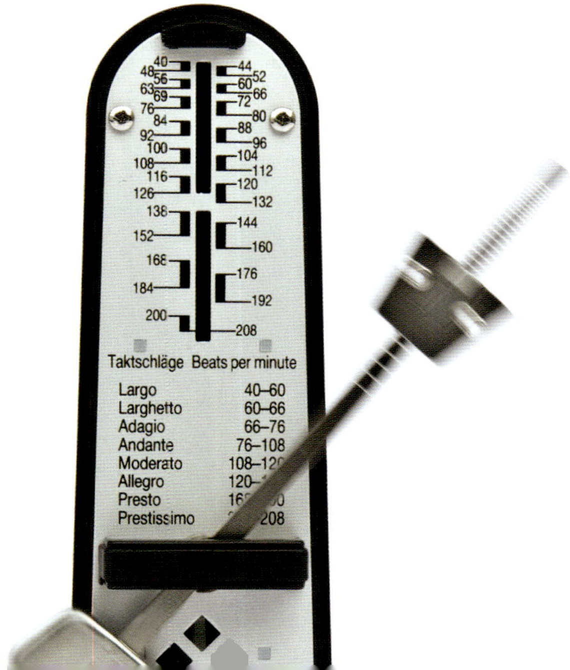

Häufigkeit der Nahrungsaufnahme

Viele Menschen glauben, es würde ihre Figur verbessern, wenn sie Hauptmahlzeiten ausfallen ließen. Doch schon wenn eine Mahlzeit ausgelassen wurde, stellt der Körper auf Notzeit um und möchte bei der folgenden Mahlzeit dann besonders viele Fettreserven aufbauen. Außerdem kommt es bei dem Wegfall einer Mahlzeit zu Eiweißmangel und dies kann schon nach kurzer Zeit zu Muskelabbau und Stoffwechselbeeinträchtigungen führen.

Geschwindigkeit der Nahrungsaufnahme

Viele Menschen wissen, dass sie gründlich kauen sollten, und tun es doch nicht, sie schlingen ihre Mahlzeiten geradezu hinunter. Damit verschenken sie Potenzial. Allein durch das Kauen tritt ein leichtes Sättigungsgefühl ein, doch es dauert noch 30 bis 60 Minuten, bis der feste Mageninhalt in den Dünndarm wandert, einen Dehnungsreiz ausübt und der Blutzuckerspiegel steigt. Erst dann ist der Hunger wirklich besänftigt. Die gesellige Mahlzeit im Kreis von Familie oder Freunden am schön gedeckten Tisch hat also durchaus eine Berechtigung, ist mehr als pures Vergnügen – denn das sorgt dafür, dass langsamer gegessen wird ... Es gibt ja auch so viel zu erzählen. Solche Mahlzeiten erfreuen nicht nur Seele und Geist – auch unseren Körper, weil wir bei diesen Gelegenheiten nicht schnell und wahllos zugreifen, sondern langsam und genussvoll essen. Dies ermöglicht es uns, deutlich wahrzunehmen, wann die Mangelsituation Hunger vom Gehirn für nichtig erklärt wird und die angenehme Parole »Alles paletti« ausgesendet wird.

Insulinlücken schaffen

Wenn kein Insulin vorhanden ist, sprechen wir von Insulinlücken. In einer solchen Situation bezieht der Körper seine Energie zum größeren Teil aus gespeichertem Fett. Sobald wir »zwischendurch« etwas Zuckerhaltiges essen, kommt es mithilfe des Insulins zu einer Umkehrung und die Energie wird zum größten Teil aus dem zugeführten Zucker gewonnen.

Prinzipiell sollten wir uns an drei Hauptmahlzeiten gewöhnen. Auf Zwischenmahlzeiten sollten wir verzichten. Unsere Mahlzeiten sollten nicht zu viel Zucker enthalten, denn wenn wir drei Mahlzeiten mit hohem Zuckeranteil zu uns nehmen, bleibt der Blutzuckerspiegel beständig erhöht und es kommt nie zu einer Insulinlücke.

Manche Diäten versuchen, das Insulin weitgehend aus dem Körper zu verdrängen, zum Beispiel die Atkins-Methode, indem Kohlehydrate vom Speiseplan gestrichen werden. Viele kritische Stimmen warnen davor, denn ein Mindestmaß an Kohlehydraten sollte auf jeden Fall im Körper sein, sonst könnte eine ungünstige und sogar gefährliche Stoffwechselsituation entstehen.

Manche Diäten empfehlen, ständig etwas zu essen, um den Hunger zu vermeiden. Dies ist bekannt unter dem Begriff »Grazing«, wir sollen also grasen, wie die Kühe. Bei der Grazing-Diät gibt es sieben Mahlzeiten pro Tag, andere empfehlen bis zu zehn Mal zu essen. Auch in dieser Diät ist ein Fünkchen Wahrheit enthalten, weil mehrere Mahlzeiten eine geringere Gesamtausschüttung von Insulin produzieren als eine große Mahlzeit und der Hunger niemals wirklich mächtig werden kann. Doch bei dieser ständigen Esserei kommt es nie zur Insulinlücke und so bauen wir kein Fett ab.

Wie Sie sehen, sind Diäten oft zu einseitig und stellen meist eine Mangelernährung dar. Deshalb lassen sie sich auch schwer über einen längeren Zeitraum durchhalten, da der Körper früher oder später nach den Dingen »schreit«, die er zum Leben braucht. Sinnvoller ist es, das Zusammenspiel aller Nahrungsmittel zu verstehen und seine Ernährung langfristig dementsprechend zu verändern.

Menge der aufgenommenen Nahrung

Die Gesamtmenge von Fett und Kohlehydraten beeinflusst natürlich die Menge des ausgeschütteten Insulins. Viel Nahrung lockt viel Insulin. Ein Stück Schokolade ruft weniger Insulin auf den Plan als eine Tafel Schokolade.

Bei der Menge von Eiweiß und Ballaststoffen gilt dies umgekehrt: Je mehr Eiweiß und Ballaststoffe, umso geringer die Insulinausschüttung, umso weniger Hunger, umso schlanker.

Insulin als Schlüssel zum Hunger

Der Verzehr von Nahrungsmitteln mit einer niedrigen glykämischen Last, also von Lebensmitteln, die wenig Insulin locken (siehe Tabelle auf Seite 46), ist ein Erfolgstipp auf dem Weg zur Traumfigur. Sie machen länger satt und lassen keinen Heißhunger aufkommen.

Der physikalische Zustand der Nahrung

Die flüssige Konsistenz einer Nahrung erleichtert die Aufnahme für den Körper. Dies bedeutet einen schnelleren Übertritt ins Blut und somit einen höheren Blutzucker. Besser sind feste, ursprüngliche Nahrungsmittel mit harter Konsistenz, wie Körner oder Rohkost. Sie lassen den Blutzuckerspiegel und somit die Insulinausschüttung nur mäßig ansteigen und machen so länger satt.

Das bedeutet aber nicht, dass man nie kochen und die Küche immer kalt lassen sollte, denn manche Vitamine werden erst durchs Kochen für den Körper verwertbar wie zum Beispiel die Vorstufe von Vitamin A: Carotin. Im Tomatenmark ist zum Beispiel das Carotin für den Körper viel besser verwertbar als in der frischen Tomate. Was jedoch nicht heißen soll, dass Sie frische Tomaten von Ihrem Speiseplan streichen sollen!

Kombination von Fett und Kohlehydraten

Diese Kombination sollte man meiden, denn: Wenn viel Zucker und Fett in einer Mahlzeit vorhanden sind, lockt der enthaltene Zucker viel Insulin und weil das Insulin so fleißig und gewissenhaft ist, speichert es das Fett gleich noch mal mit weg. Folgende sinnvollere Kombinationsmöglichkeiten bieten sich deshalb an:

- Fett- und Eiweißmahlzeit: Alle Gemüse mit Geflügel oder magerem Fleisch/Fisch kombinieren, wie zum Beispiel Ente mit Erbsen oder Lachs mit grünen Bohnen etc.
- Komplexe Kohlehydrat- und Eiweißmahlzeit: Vollkornbrot mit Hüttenkäse und Tomate etc.

Wenn wir zwischen den Kombinationen »Fett + Eiweiß« oder »Kohlehydrate + Eiweiß« wählen, ist es klug, abends auf die Kohlehydrate zu verzichten. Denn durch das Eiweiß schüttet unser Körper im Schlaf Wachstumshormone aus, die uns schlank und gesund machen. Befindet sich jedoch noch Insulin von Kohlehydraten im Blut, wird das »Wunderhormon« nicht ausgeschüttet.

Zusätzliche Aufnahme von Eiweiß

Eiweiß liefert von allen Nahrungsbestandteilen am wenigsten Energie. Denn diese wird vor allem für Stoffwechselvorgänge, Wachstum und Regeneration genutzt, anstatt den Energiebedarf des Körpers zu decken oder in Fettdepots gespeichert zu werden. Eiweiß kann sowohl mit einer Kohlehydratmahlzeit als auch mit einer Fettmahlzeit kombiniert werden, ohne dadurch den Blutzucker zu erhöhen.

Eiweiß lockt den Gegenspieler des Insulins: Glukagon. Dies steigert den Fettabbau.

Ersetzen Sie eine Mahlzeit am Tag durch eine Eiweißmahlzeit. Zum Beispiel Magerquark mit Beeren zum Frühstück oder mageres Hühnchen ohne Haut mit Gemüse als Abendessen. Solche Gerichte locken kaum Insulin, sättigen jedoch und sind gesund.

Die Reihenfolge innerhalb einer Mahlzeit

Die Reihenfolge der Lebensmittel innerhalb einer Mahlzeit kann den gesamten Blutzuckeranstieg beeinflussen. Zuerst sollte man die Ballaststoffe, zum Beispiel einen Salat, und dann die Lebensmittel mit einem niedrigen glykämischen Index zu sich nehmen; erst ganz zum Schluss solche mit hohem glykämischem Index, das heißt: den süßen Nachtisch erst zum Schluss. Ein kleiner süßer Nachtisch ist eher zu tolerieren als ein süßer Aperitif. Nobelrestaurants beschäftigen das Insulin als Animateure, um ihre Kassen zu füllen, indem häufig »auf Kosten des Hauses« ein Aperitif kredenzt oder Weißbrot mit Schmalz angeboten wird, sodass maximal viel Insulin gelockt wird und wir großen Hunger bekommen und mehr bestellen, als wir eigentlich wollten.

Tipp Sinnvoll ist es, seine Mahlzeiten ballaststoffreich zu beginnen und die Kohlehydrate sowie Süßspeisen hintenanzustellen.

Zusätze und chemische Veränderungen

Je umfänglicher Lebensmittel industriell behandelt wurden, desto größer ist ihre fettaufbauende Wirkung und umso mehr Fett wird im Körper gespeichert. Die meisten naturbelassenen Nahrungsmittel machen nicht dick, erst durch ihre industrielle Bearbeitung wuchern sie mit Pfunden. Dies ist auch eine Folge des Zusatzes von Emulgatoren, die sich in jeder Industrienahrung befinden. Wenn wir eine Fertiglasagne oder Dosensuppe kaufen, müsste das Fett der Lasagne oder Suppe eigentlich oben schwimmen. Das sähe aber nicht appetitlich aus und niemand würde das Gericht kaufen. Daher werden diese Produkte mit Emulgatoren versetzt, die Fett und Wasser verbinden und so das Gericht lecker aussehen lassen. Emulgatoren haben leider auch die Nebenwirkung, es dem Körper sehr leicht zu machen, Fett oder Kohlehydrate aufzunehmen und zu speichern.

Das Gleiche gilt für Enzyme. Vielen Backwaren werden Enzyme zugesetzt. Semmeln und Brote sind außen kross und dunkel und innen weich. Wie funktioniert das? Es müsste doch alles gleich kross oder gleich weich sein! Doch die Backwaren werden häufig mit Enzymen behandelt, damit die Hitze außen mehr angreifen kann und in der Mitte weniger. Enzyme verdauen außerdem die Nahrung schon vor, sodass der Körper sich weniger anstrengen muss, die Nahrung aufzunehmen. Der Zucker geht so noch schneller ins Blut und wir schütten mehr Insulin aus.

Fazit

» Betrachten Sie die oben stehenden Anregungen nicht als strenge Gesetze, sondern als inspirierende Anregungen zur Orientierung. So werden sich Ihr Sättigungsgefühl, Geschmacksempfinden und Ihr Gewicht ändern – und das alles, ohne dass Sie dafür hungern müssen! «

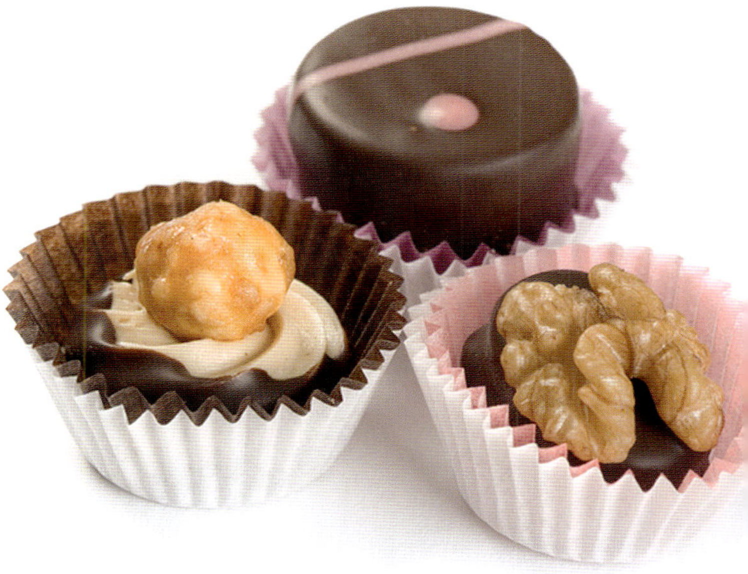

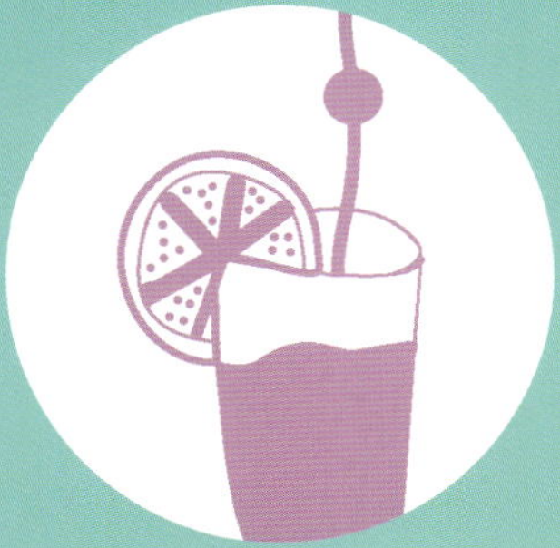

Vitalstoffe – Lebensfreude pur

7

Vitalität bedeutet Lebenskraft und Vitalstoffe sind jene Mineralien, Vitamine und sekundäre Pflanzenstoffe, die uns geballt mit dieser Lebenskraft versorgen. Sie erfüllen lebensnotwendige Aufgaben in zahlreichen Stoffwechselprozessen und sind somit tüchtige und kraftvolle Bausteine unserer Gesundheit. Es gibt zirka 45 Nährstoffe, 13 Vitamine plus Mineralien plus Spurenelemente plus essenzielle Fettsäuren. Hinzu kommen unzählige noch weitgehend unerforschte sekundäre Pflanzenstoffe, auch als Bioaktivstoffe oder Bioflavonoide bekannt. Endprodukte dieser Vitalstoffe sind vor allem Hormone. Sie steuern unseren Körper, unsere Gesundheit, unser Befinden, unsere Gedanken, unser Aussehen und sogar unsere Träume. Wer würde sich da nicht den besten Cocktail aus Vitalstoffen und

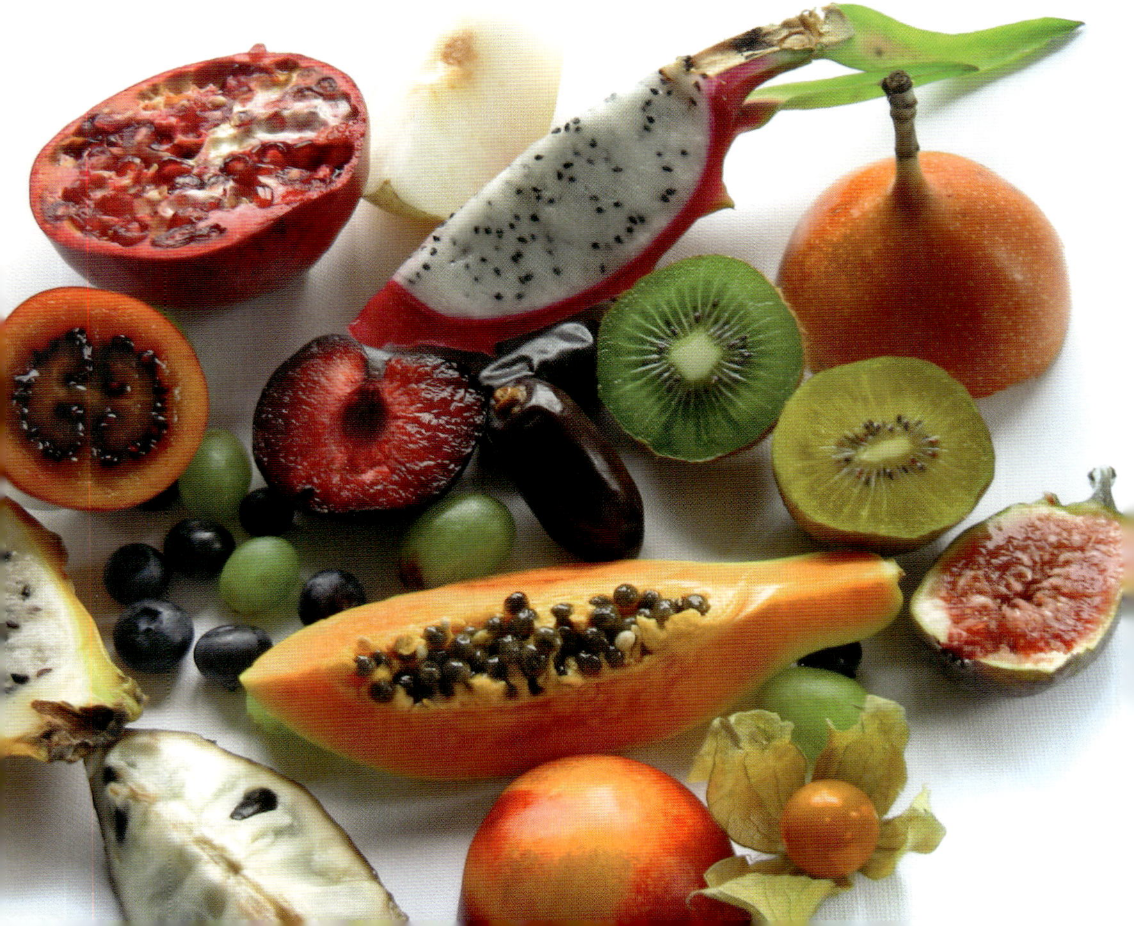

Hormonen wünschen! Eine Frage des Schicksals? Nein, es ist auch eine Frage der richtigen Ernährung!

Hormone wurden von der Wissenschaft längst als Schlüssel zum Jungbrunnen entdeckt. Viele Leute, die über das nötige Kleingeld verfügen, investieren dieses daher gern in Hormonpräparate, um so dem Alter die glatte Stirn zu bieten.

Es vergeht kaum ein halbes Jahr, in dem nicht ein neues »Wunderhormon« von sich reden macht und auch dementsprechend gewinnbringend vermarktet wird. Solche Wunderkuren sind nicht nur sehr teuer, sondern haben zum Teil auch gravierende Nebenwirkungen. Ganz nach dem Motto: »Wer schön sein will, muss leiden.« Wer zudem schön und schlank, vielleicht sogar noch fit sein möchte, der muss nicht nur leiden, sondern auch zahlen. Muss das wirklich sein? Nein!

Zum Glück verfügt unser Körper über eine eingebaute Alternative. Die kann sich jeder leisten, weil sie jeder selbst produzieren kann: Hormone! Nicht irgendwelche fremden Hormone, sondern die körpereigenen. Wir können beeinflussen, welche Hormone unser Körper bildet. Diese wunderbare Methode ist die gesündeste – frei von Nebenwirkungen – und außerdem erreichen wir so das Optimum. Jeder Mensch ist anders. Jeder Mensch benötigt eine andere Dosis. Wer kennt den Körper besser als der Körper selbst? Wer weiß besser, was gut für ihn ist? Wenn wir ihn machen lassen, dann wird er zum perfekten Barkeeper für unsere Hormondrinks.

Jeder Drink ist optimal auf uns abgestimmt und kostet nichts extra. Der Barkeeper muss nicht mal entlohnt werden. Der macht alles freiwillig und vergnügt, schüttelt die Becher und mixt die nächste Wunderkur. Das Einzige, was er dazu benötigt, sind die Zutaten. Für die sind wir verantwortlich. Wir müssen dafür sorgen, dass das Lager immer schön voll ist mit jenen Vitalstoffen, aus denen die Wunderdrinks geshaket werden. Und das tun wir, indem wir uns klug, gesund und wohlschmeckend ernähren, damit genau diese Vitalstoffe und Hormone gebildet werden können. »Der Mensch ist, was er isst«, sagt ein Sprichwort. Es ist schon ziemlich alt, gar nicht modern und es hat hundertprozentig recht. Sicherlich, auch die Psyche und der Schlaf sind wichtige Faktoren für unsere Befindlichkeit und die Genetik hat ein Mitspracherecht. Doch ausschlaggebend ist unsere Ernährung. Um es auf einen Nenner zu bringen: Essen hält Körper, Geist und Seele zusammen. Je gesünder das Essen, umso besser der Zusammenhalt!

Die innere Stimme ist die beste Tabelle

Alle Vitalstoffe werden von unserem Körper ständig gebraucht und auch verbraucht und können meist nicht lang und auch nicht in großen Mengen gespeichert werden. Das bedeutet allerdings nicht, dass ein Zuviel ohne Nebenwirkungen bleibt. Zu viel kann ebenso schädlich sein wie zu wenig. Deshalb sind Vitalstofftabellen, die einen Tagesbedarf empfehlen, mit Vorsicht zu genießen. Jeder Mensch ist anders, jeder Mensch hat ein individuelles Nährstoffbedürfnis – und das wechselt je nachdem, in welcher Lebensphase wir uns befinden. Ob Pubertät, Schwangerschaft oder Alter, bei Krankheiten oder der Einnahme von Medikamenten, dem »Genuss« von Alkohol, Nikotin, Koffein oder auch Sport – all das beeinflusst unser individuelles Nährstoffbedürfnis. Welche Tabelle könnte dies umfassend berücksichtigen? ... Es gibt eine solche Tabelle! Sie gehört zur Grundausstattung aller Menschen, ist sozusagen mitgeliefert im Bausatz. Die Tabelle heißt: die innere Stimme.

Bei manchen Menschen flüstert sie, bei anderen ist sie recht laut. Es gibt aller-

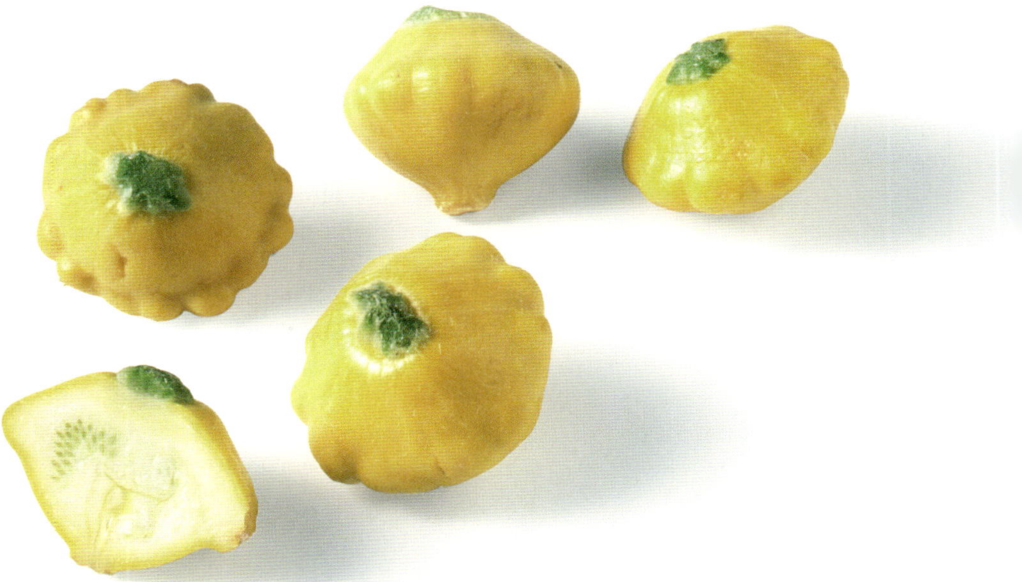

dings auch Stimmen, die Kreide gegessen haben – wie zum Beispiel bei Diabetikern, die große Lust auf Süßes verspüren und genau das nicht essen sollten. Dennoch sollten wir wieder lernen, mehr auf unsere innere Stimme und unseren Appetit zu hören. Oft versucht unser Körper so, uns auf einen Mangel aufmerksam zu machen und ihn auszugleichen.
Eine Teilnehmerin an einem Seminar von Iris Mäusl fiel beim gemeinsamen Mittagessen dadurch auf, dass sie enorm viel Salz über ihr Essen streute. Als die Teilnehmerin von den anderen auf ihr exzessives Salzen angesprochen wurde, erklärte sie, dass sie schon immer sehr viel salze und ständig gewarnt worden sei. Bei einer Routineuntersuchung habe sich dann aber herausgestellt, dass ihr Körper Salz nicht richtig aufnehmen könne. Sie hatte also genau das Richtige getan. Ihre innere Stimme war laut genug gewesen, die Tabellenwerte zu übertönen und so einen für ihren Stoffwechsel gefährlichen Mangel auszugleichen.

Tipp Vertrauen Sie Ihrer inneren Stimme – besonders wenn es um Vitamine und Mineralien geht!

Mangel im Überfluss

Von außen betrachtet scheinen wir im Schlaraffenland zu leben. Wir haben nicht nur eine Art Joghurt zur Auswahl, sondern Dutzende; ebenso Schokolade und Brot und Kuchen und Essiggurken und Wurst und Obst und Fleisch – alles gibt es im Übermaß.
Doch der Schein trügt, denn es ist zwar alles da – doch was ist überhaupt noch drin? Die paradoxe Wahrheit lautet: immer weniger. Zu wenig! Der Rückgang des Nährstoffgehalts unserer Nahrungsmittel ist besorgniserregend – und unsichtbar. Wir kaufen besten Gewissens ein und haben das Gefühl, wir würden uns gut versorgen – in Wirklichkeit tragen wir eine Tasche voller Attrappen nach Hause.
Die Gründe für den ständig steigenden Nährstoffmangel liegen in den gewinnorientierten Anbauweisen, im Vertrieb und der industriellen Aufbereitung von Lebensmitteln. Doch nicht nur die Vitalstoffe verlieren an Kraft durch ausgelaugte Böden, frühzeitige Ernte, Transport, lange Lagerung und Verarbeitung. Wir selbst verlieren an Kraft. Die Situation ist in der Tat dra-

matisch: Eine ausreichende Zufuhr aller wichtigen Nährstoffe ist durch die normale Nahrung kaum mehr gewährleistet und bei reduzierter Nahrungsaufnahme kommt es fast immer zu erheblichen Mängeln, die dann als Stoffwechselstörungen zu Buche schlagen. Es ist grotesk: Unser Leben im Überfluss führt zu starken Mangelerscheinungen, die sich wiederum als Überschuss auf der Waage bemerkbar machen.

Defizite entstehen durch:
- ➔ Anbau von Monokulturen
- ➔ Vorzeitige Ernte
- ➔ Transport
- ➔ Lagerung
- ➔ Verarbeitung

Vitalstoffverlust durch Erhitzen

Das Vitalstoffdefizit wird zudem verstärkt durch die Zubereitung und Verarbeitung der Lebensmittel. Vitamin C löst sich beim Erhitzen komplett in Luft auf, also zu 100 Prozent! Auch Folsäure und Vitamin B sind sehr empfindlich: Sie verlieren 80 Prozent ihrer Wirkkraft beim Erhitzen. Vitamin D hingegen hat eher etwas gegen Kälte: Es verliert die Hälfte seiner Wirkkraft beim Einfrieren.

Vitalstoffverlust durch Zeit

Alle Vitalstoffe sind luft-, lager- und wärmeempfindlich. Deshalb haben sie bei vielen Lebensmitteln, die wir nach Hause bringen, längst die Flucht ergriffen und uns bleiben nur noch reine Attrappen.
Stellen Sie sich vor, Sie sind beim Einkaufen und da lockt Sie ein blendend weißer, schön anzusehender Blumenkohl. Sie bekommen richtig Appetit darauf und freuen sich auf das Essen. Sie haben ein gutes Gefühl, weil Sie wissen, dass Blumenkohl gesund ist. Und so legen Sie den Blumenkohl besten Gewissens in Ihren Einkaufskorb. Doch der Blumenkohl ist gar kein richtiger Blumenkohl mehr. Von dem Moment seiner Ernte an verliert er pro Stunde zwei Prozent seiner Vitamine. So gesehen wäre es sinnvoll, im Supermarkt nicht nur zu erfahren, aus welchem Land der Blumenkohl stammt, sondern auch, wann genau er geerntet wurde.
Angenommen, der Blumenkohl würde noch Restbestände seiner Vitaminkraft in sich haben, der Schwund wäre damit dennoch nicht gebannt. Sie können den Blumenkohl ja nicht als ganzes Stück essen.

Sie müssen ihn zerkleinern. Im zerkleinerten Zustand verliert er pro Stunde zusätzlich 18 Prozent seiner Vitamine. Die Moral von der Geschichte: Beim Blumenkohl ist Tempo angesagt – und das nicht nur beim Blumenkohl! Dasselbe gilt für alle anderen Vitalstofflieferanten. Am besten wäre es, Sie hätten einen Garten und könnten unmittelbar nach der Ernte mit der Zubereitung beginnen. So würden Sie die wertvollen Vitalstoffe weitgehend retten und sich selbst optimal versorgen.

Wenn Sie keinen Garten haben, ist tiefgefrorenes Gemüse eine gute Alternative, um quasi die Zeit anzuhalten. Zwar wird Vitamin D beim Einfrieren zu 50 Prozent zerstört – doch der Verlust insgesamt ist wesentlich geringer, als wenn Sie etwas scheinbar frisch kaufen und sich die Frische nur auf das Aussehen, nicht auf den Inhalt bezieht.

Das Messer als Vitaminfeind

Wenn wir Lebensmittel bereits mundgerecht zerkleinert kaufen, sollten wir daran denken, dass Vitamine luftempfindlich sind und der Sauerstoff viele Vitamine zerstört. Umso größer die Oberfläche bei der Zerkleinerung ist, umso mehr Vitamine werden vom Sauerstoff eliminiert. Wenn wir also den Salat schon portionsgerecht zerkleinert in Beuteln kaufen, sparen wir uns zwar Arbeit, aber eben auch Vitamine. Ist der Salat zudem gewaschen, sparen wir uns noch mehr Arbeit, laufen allerdings auch Gefahr, eine Menge Bakterien zu verzehren. Sollte nämlich beim Transport nicht auf korrekte und ständige Kühlung der Produkte geachtet worden sein, entsteht in der Tüte das optimale Treibhausklima für Keime. Wenn es denn schon die Tüte sein muss: am besten noch mal waschen, auch wenn der Salat vor dem Verpacken bereits gewaschen wurde. Bei zerkleinertem Gemüse in Dosen sind nicht nur die Vitalstoffe reduziert, Konservenkost enthält meistens auch recht viel Zucker!

Ausnahmen bestätigen die Regel:

Einige Inhaltsstoffe aus Karotten und Tomaten werden durch das Kochen erst aktiviert (z. B. das Carotin) und manche Giftstoffe – zum Beispiel in Bohnen – werden durch das Kochen erst umgewandelt und somit genießbar. Bohnen sollte man bekanntlich nicht roh essen.

Vorsicht, Wasser!

Gründliches Waschen von Nahrungsmitteln gehört zum Küchenalltag – doch manchmal sollten wir hier ein wenig Nachsicht walten lassen, um Vitalstoffe nicht in den Ausguss zu spülen: Wasserlösliche Vitamine können sich durch langes Wässern oder Kochen verflüchtigen. Reis enthält viele wasserlösliche wichtige Vitamine, zum Beispiel die B-Vitamine. Wenn wir Reis im Kochbeutel verwenden, verschenken wir diese Vitamine, sobald wir das übrig gebliebene Wasser wegschütten. Indem wir mit Omas Methode Reis kochen – eine Tasse Reis auf zwei Tassen Wasser quellen lassen –, saugt der Reis das Wasser komplett auf und es bleibt kein Rest, der weggeschüttet wird. Für Reisbeutelliebhaber der Tipp, das Reiswasser nicht wegzuschütten, sondern zum Kochen oder Andicken einer Soße zu verwenden.

Fazit

» Raspel, Messer und Lagerung sind neben dem Kochen der größte Vitaminfeind. In der Regel werden Vitalstoffe zu 30 Prozent durch Licht und Luft und zu 30 Prozent durch Temperatur zerstört. Eine optimale Versorgung des Körpers mit allen Vitalstoffen ist nur mit extrem hohen Mengen an Lebensmitteln zu erreichen. Da solche

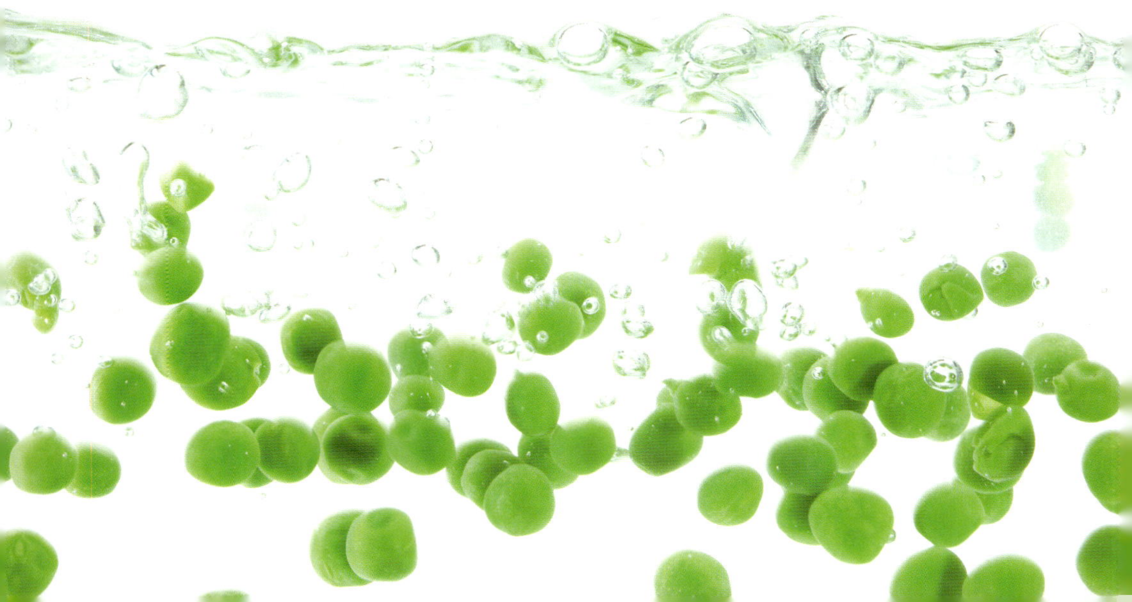

Mengen schnell dick machen würden, ist das Wissen um die Wirkung der Nahrung von entscheidender Bedeutung. So können wir uns alles Lebensnotwendige zuführen und trotzdem schlank werden oder bleiben. «

Die häufigsten Mangelerscheinungen in Deutschland betreffen:

- Folsäure, auch Vitamin B9 genannt, enthalten in dunkelgrünem Gemüse, Spinat, Eiern, Tomaten und Erdnüssen
- Eisen, enthalten in Linsen, Bohnen, Fleisch und Trauben
- Kalzium, enthalten in Milch, Käse, Lauch und Orangen
- Vitamin D, enthalten in Eiern, Milch, Butter und Fisch

Teufelskreis Hunger

Da der Körper darauf ausgerichtet ist, sich alle benötigten Vitalstoffe zu beschaffen, reagiert er bei einem Mangel auf die bewährte Art: Hunger!

Mit der Menge an Nahrung, die nötig ist, um diesen Mangel auszugleichen, werden jedoch nicht nur Vitalstoffe, sondern vor allem Energie, Fett und Zucker zugeführt. Somit steigt auch das Körpergewicht an. Ein Teufelskreis entsteht, denn

Den Hunger austricksen: Indem der Körper alle Stoffe erhält, die er benötigt. Schon ist er satt und das meldet er auch dem Gehirn, das somit aufhört, für schlechte Zeiten vorzusorgen und Fettreserven anzulegen.

dieses höhere Körpergewicht verlangt in der Folge nach noch mehr Vitalstoffen, um am Leben zu bleiben, und das erzeugt noch mehr Hunger. Und wie wir bereits wissen, wird durch jedes Hungergefühl der Grundumsatz des Körpers gesenkt, was zu einer schnelleren Gewichtszunahme führt. Jo-Jo lässt mal wieder grüßen.

Die bei manchen Lebensmitteln angegeben Vitalstoffwerte für den Tagesbedarf sind trügerisch, da sie auf dem Minimalwert zur Aufrechterhaltung der Lebensfunktionen in absoluter Ruhe basieren. Sie spiegeln in seltensten Fällen den wirklichen Bedarf eines aktiven, gesunden Menschen wider.

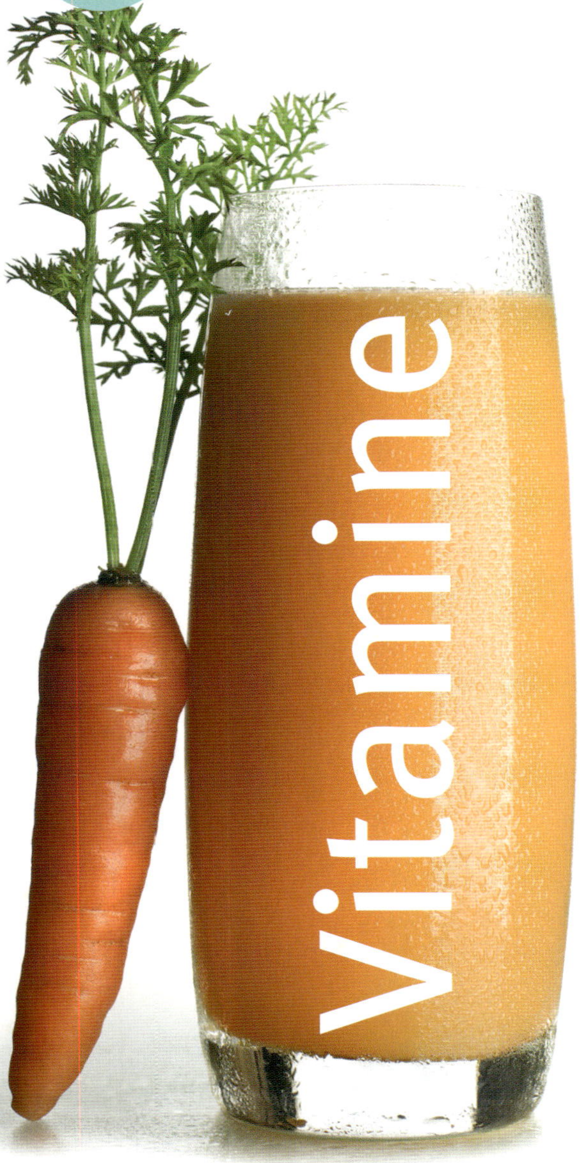

Die Hitliste der Vitalstars

So viel Zeit ist noch gar nicht vergangen, seitdem die Vitamine erstmals die Bühne betraten: 1912 isolierte der polnische Biochemiker Casimir Funk aus Reiskleie wichtige Substanzen und gab ihnen den Namen Vitamine. Alle Vitamine sind für den Körper lebensnotwendig und bis auf die Ausnahmen Vitamin D und Biotin, die vom Körper selbst produziert werden, müssen sie zugeführt werden. Fehlt nur ein einziges Vitamin, kommt es bereits zu Stoffwechselstörungen.

Vitamine sind aufgrund ihrer Löslichkeit klassifiziert. Man unterscheidet die fettlöslichen und die wasserlöslichen Vitamine. Die fettlöslichen Vitamine sind in der Minderheit: Vitamin A, D, E und K. Sie kommen vor allem in pflanzlichen Fetten, Ölen und Nüssen vor und sollten, wenn sie zusätzlich eingenommen werden, zur besseren Aufnahme stets mit einer fetthaltigen Mahlzeit zugeführt werden. Alle anderen Vitamine sind wasserlöslich. Eine Überdosierung von wasserlöslichen Vitaminen ist fast nicht möglich, da diese über die Nieren ausgeschieden werden. Leider entsteht aber auch aus genau diesem Grund häufig ein Mangel, da der Körper keine größeren Reserven speichern kann.

Die nachfolgende Aufstellung soll Ihnen die verschiedenen Vitamine und Mineralien in ihrer Wirkung und ihrem Vorkommen näher vorstellen.

Achten Sie auf die inneren Werte: Vitalstoffe aufgeschlüsselt

Vitamin A (Retinol)

Vorkommen: Milch, Fleisch und Eier, frisches Obst und Gemüse, Aprikosen, Petersilie, Spinat, Kresse, Feldsalat, Fenchel

Den Hunger austricksen: Durch die antioxidative Wirkung von Vitamin A werden krebserregende freie Radikale abgefangen und andere Vitamine im Stoffwechsel bleiben so länger erhalten – daraus folgt: weniger Mangel und somit weniger Hunger. Da Vitamin A zusätzlich eine hormonähnliche Wirkung hat, baut es Muskeln auf – das macht schlank. Zudem fördert es die Bildung von roten Blutkörperchen und kurbelt somit den Stoffwechsel an. Das erhöht den Energieverbrauch.

Tipp **Tipp:** Besser Beta-Carotin, die Vorstufe von Vitamin A, zuführen, da hiermit keine Überdosierung möglich ist. Beta-Carotin kann nämlich, wenn es dem Körper zugeführt wird, von diesem zu Vitamin A umgewandelt werden. Dies geschieht aber nur, wenn der Körper wirklich Vitamin A braucht. Somit ist die Gefahr einer Vitaminüberdosierung so gut wie ausgeschlossen, da der Körper selbst entscheidet, was er aufnimmt. Solche Carotinoide sind in den pflanzlichen Vitaminspendern enthalten, besonders in Karotten, Spinat, Aprikosen und Tomaten.

Vitamin B1 (Thiamin)

Vorkommen: Bierhefe, Schweinefleisch, Schinken, Weizenkeime, Nüsse, Vollkornprodukte, Bananen, Erbsen

Den Hunger austricksen: Macht schnell satt und schlank, da es (zusammen mit Magnesium) wesentlich am Energiestoffwechsel und Eiweißstoffwechsel beteiligt ist. Weil Eiweiß für die Kollagenbildung benötigt wird, schrumpft die Haut beim Abnehmen gut mit – Cellulite ade!

Tipp **Tipp:** Der Körper kann nur wenig speichern, deshalb ist eine regelmäßige Zufuhr wichtig. Erhöhter Bedarf bei Stress, Einnahme der Antibabypille und Folsäuremangel.

Vitamin B2 (Riboflavin)

Vorkommen: Steinpilze, Nüsse, Eier, Milchprodukte, Vollkorn, Huhn, Rind

Den Hunger austricksen: Dieses Vitamin ist vollständig auf »schlank«

ausgerichtet, weil es den Fett-, Kohlehydrat- und Eiweißstoffwechsel ankurbelt und am Abbau von Zucker und Fett maßgeblich beteiligt ist.

Achtung: Hohe Dosen färben den Urin gelb.

Vitamin B3 (Niacin), auch in Form von Nikotinsäure und Niacinamid

Vorkommen: Hefe, Weizenkleie, Erdnüsse, Huhn, Champignons, Fisch, Vollkorn

Den Hunger austricksen: Mit Chrom zusammen reguliert dieses Vitamin den Blutzucker und ist am Fett- und Cholesterinstoffwechsel beteiligt (Nikotinsäure senkt das schlechte und erhöht das gute Cholesterin).

Tipp **Tipp:** Nicht auf nüchternen Magen, sondern zu den Mahlzeiten einnehmen.

Vitamin B5 (Pantothensäure)

Vorkommen: Hefe, Kalbsleber, Mungbohnen, Champignons, Weizenkleie, Eigelb, Hülsenfrüchte, Vollkorn, grünes Gemüse

Den Hunger austricksen: Transportiert Nahrungsbestandteile zu den Brennöfen der Zellen und ist am Eiweißstoffwechsel beteiligt.

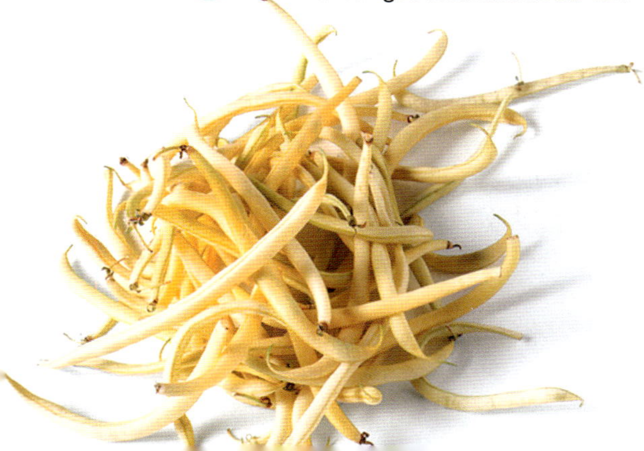

Vitamin B6 (Pyridoxin)

Vorkommen: Hefe, Weizenkleie, Erdnüsse, Huhn, Champignons, Fisch, Vollkorn, Kartoffeln, Bananen, Linsen, Spinat

Den Hunger austricksen: Durch die regulierende Wirkung auf den Blutzuckerspiegel dämpft Vitamin B6 den Hunger. Außerdem ist es beteiligt an Fett- und Eiweißstoffwechsel sowie der Bildung von Kollagen, Serotonin, Dopamin und Norephedrin (= Inhaltsstoffe vieler rezeptpflichtiger Schlankheitstabletten!).

Vitamin B7 (Cholin/Inositol/Lecithin)

Vorkommen: Eier, Hefe, Weizenkleie, Soja, Erdnüsse, Kartoffeln, Vollmilch, Rinderleber

Den Hunger austricksen: Hilft der Leber und ist somit wichtig für den Fettstoffwechsel, senkt den Cholesterinspiegel.

Vitamin B8 (Biotin)

Vorkommen: Hefe, Weizenkleie, Erdnüsse, Huhn, Champignons, Fisch, Vollkorn, Soja

Den Hunger austricksen: Durch das Aufspalten von Glukose sorgt das Vitamin B8 für einen konstanten Blutzuckerspiegel und verhindert Unterzucker.

Wichtig: Kleine Mengen können von den Darmbakterien selbst hergestellt werden, trotzdem tritt häufig ein Mangel durch falsche Ernährung auf. Ein Mangel kann auch zu Haarausfall und Glatzenbildung führen.

Vitamin B9 (Folsäure)

Vorkommen: Weizenkleie, Keime, Spinat, Erdnüsse, Pilze, Eier, Tomaten, Vollkorn

Den Hunger austricksen: Einer der Hits zur Gewichtsreduktion. Folsäure unterstützt das Zellwachstum im ganzen Körper und führt zu Regeneration, macht uns schlank, gesund und wach und hält uns auch geistig fit.

Wichtig: Folsäuremangel ist der am häufigsten vorkommende Vitaminmangel, verursacht durch ungesunde Ernährung.

Vitamin B12 (Cobalamin)

Vorkommen: Kalbsleber, Austern, Muscheln, Fleisch, Quark, Eier, Sauerkraut, Sojasoße

Den Hunger austricksen: Fördert Fett- und Eiweißstoffwechsel, wichtig zur Umwandlung von Folsäure, wirkt regulierend auf das Appetitzentrum.

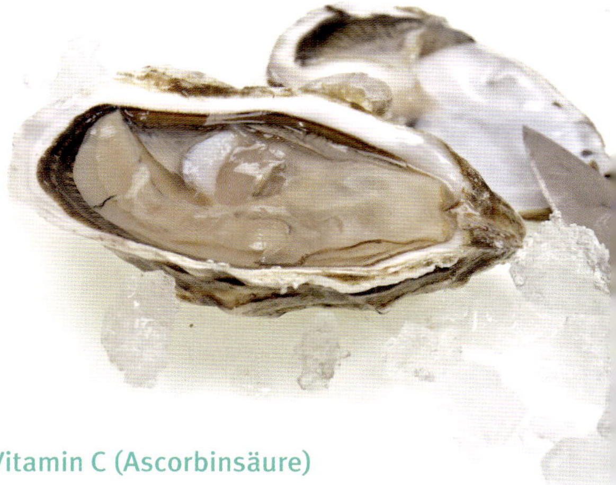

Vitamin C (Ascorbinsäure)

Vorkommen: Acerolakirschen, Sanddorn, Johannisbeeren, Rote Paprika, Papaya, Kiwi, Zitronen

Den Hunger austricksen: Eine der wichtigsten Vitaminschutzsubstanzen und fast an jedem Stoffwechsel in unserem Körper beteiligt, auch bei der Bildung der wichtigen Schilddrüsenhormone Ephedrin und Norephedrin, die in Schlankheitstabletten enthalten sind. Zudem ist es an der Carnitinproduktion beteiligt – dem maßgeblichen Stoff zur Umwandlung von Fett in Energie. Ohne Carnitin wird der Sport zur Qual, weil der Körper nicht die nötige Energie aus seinen Reserven abrufen kann. Somit wird jede sportliche Betätigung erheblich anstrengender, weniger effektiv – und der innere Schweinehund zum Elefanten.

Wichtig: Fast alle Tiere und Pflanzen produzieren ihr eigenes Vitamin C, der Mensch hingegen kann selbst kein Vitamin C produzieren.

Achtung: Vitamin C wird durch Kochen zerstört.

Vitamin D (Calciferol)

Vorkommen: Lebertran, Aal, Eier, Edamer, Butter, Lachs

Den Hunger austricksen: Vitamin D hält Knochen und Immunsystem gesund und macht uns fit für ein gesundes Leben. Es hilft gegen Depressionen, Müdigkeit und schenkt uns Kraft und Motivation zu mehr Bewegung.

Achtung: Vitamin D wird durch Einfrieren zerstört.

Vitamin E (Tocopherol)

Vorkommen: Weizenkeimöl, Haselnüsse, Vollkorn, Sonnenblumenkerne, Lachs, Eier

Den Hunger austricksen: Vitamin E lässt Hormone und Nährstoffe gedeihen und unterstützt den Sauerstoffhaushalt für einen energiereichen Stoffwechsel. Das hält schlank! Es verhindert außerdem, dass die Fette in unserem Körper ranzig werden und unsere Gefäße verstopfen, was zu Arteriosklerose und anderen Herz-Kreislauf-Erkrankungen führen kann.

Wichtig: Wird durch Eisen zerstört, also stets zeitversetzt mit Eisen einnehmen.

Mineralien

Natrium und Chlorid

Vorkommen: Kochsalz, in fast allen industriell zubereiteten Lebensmitteln

Den Hunger austricksen: Durch die Regulierung des Flüssigkeitshaushalts wird der Stoffwechsel ermöglicht; enorm wichtig für die Aufnahme von Glukose und Nährstoffen.

Kalzium

Vorkommen: Käse, Basilikum, Grünkohl, Joghurt, Vollmilch, Lauch, Orangen

Den Hunger austricksen: Sorgt dafür, dass unsere Muskeln, der Ort, an dem Fett verbrannt wird, reibungslos funktionieren.

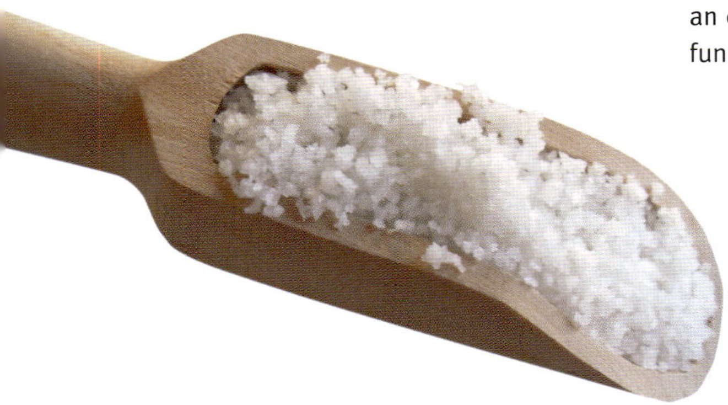

Wichtig: Menschen, die viel Limonade trinken, haben oft einen gesenkten Kalziumspiegel, weil in vielen Limonaden Phosphor zur Konservierung enthalten ist, was die Aufnahme von Kalzium behindert.

Kalium

Vorkommen: Sojabohnen, Paprika, dicke Bohnen, Weizenkleie, Zwiebeln, Pistazien, Sauerkraut, Spinat, Avocado, Linsen, Bananen

Den Hunger austricksen: Reguliert den Wasserhaushalt (zusammen mit Natrium) und das Säure-Base-Gleichgewicht, lässt die Muskeln wachsen, der Hunger schrumpft und Müdigkeit ist wie weggeblasen.

Magnesium

Vorkommen: Vollkornprodukte, Nüsse, Samen, Obst, Gemüse, Pfifferlinge, grüne Bohnen, Reis, Kürbiskerne, Leinsamen

Den Hunger austricksen: Durch Magnesiummangel kann es zu einem gestörten Zuckerstoffwechsel kommen. Magnesium ist stark mit verantwortlich für das Hungergefühl, da es der Energiebereitstellung dient. Erhöhter Bedarf bei Stress.

Phosphor

Vorkommen: Hefeflocken, Kürbiskerne, Käse, Mohnsamen, Sojabohnen, Weißwurst, Kalbskäse, Weizen, Fleischbrühe, Limonaden

Den Hunger austricksen: Der zündende Funke zur Fettverbrennung – ohne Phosphor wird kein Fett verbrannt.

Achtung: Phosphor reduziert die Aufnahme von Kalium und Kalzium.

Eisen

Vorkommen: Thymian, Kürbiskerne, Hirse, Fisch, Steinpilze, Leinsamen, dicke Bohnen, Muscheln, Linsen, Roggen, Fleisch

Den Hunger austricksen: Eisen bildet rote Blutkörperchen, die Sauerstoff im Blut binden und zu allen Zellen bringen. Eisen macht die Zellen fit und fördert den gesunden Stoffwechsel – Müdigkeit und schlechte Laune ade!

Wichtig: Vitamin C optimiert die Eisenaufnahme.

Selen

Vorkommen: Kokosnuss, Steinpilze, Weizenkeime, Eiernudeln, Vollkorn, Fisch, Fleisch

Den Hunger austricksen: Eine der wichtigsten Anti-Aging-Wunderwaffen. Auch wichtig zur Produktion der schlank machenden Schilddrüsenhormone.

Achtung: In zu hohen Dosen ist Selen giftig.

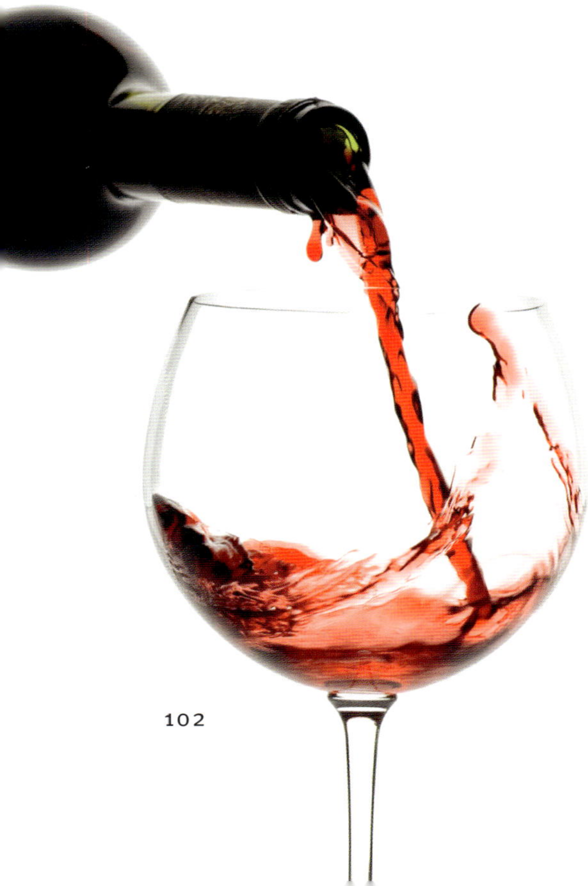

Zink

Vorkommen: Vollkornprodukte, Weizenkleie, Mohn, Sesam, Kürbiskerne, Käse, Linsen, Eigelb

Den Hunger austricksen: Zink ist wichtig für unser Immunsystem und bringt den Eiweißstoffwechsel auf Hochtouren. Es ist auch an der Bildung der Wachstumshormone beteiligt, die uns schön schlank machen. Zudem hat es eine insulinunterstützende Wirkung, somit wird weniger Insulin ausgeschüttet, es kommt nicht zum Unterzucker und wir bleiben länger satt.

Jod

Vorkommen: Meersalz, jodiertes Speisesalz, Fisch, Rotwein, Sekt, Parmesan, Sauerkraut

Den Hunger austricksen: Wesentlicher Baustein für unsere Schilddrüsenhormone, für den Fettstoffwechsel unentbehrlich.

Wichtig: Jodmangel ist weit verbreitet, in Deutschland leiden ca. 10 Prozent der Bevölkerung an einem Mangel.

Mangan

Vorkommen: Schwarzer Tee, Weizenkeime, Haselnüsse, Haferflocken, Weizenkleie, Pfifferlinge, Petersilie

Den Hunger austricksen: Wichtig für den Glukose- und Fettstoffwechsel sowie für die Entstehung von »gesundem« Cholesterin.

Chrom

Vorkommen: Schwarzer Tee, Linsen, holländischer Käse, Kakaopulver, Weizenvollkornbrot, Huhn

Tipp

Aufgaben: Sehr wichtiges Spurenelement, da Chrom das Insulin aktiviert und es besser arbeiten lässt. Dadurch muss nicht so viel Insulin ausgeschüttet werden. Besser, ein aktives als ein träges Insulin: Weniger macht mehr!

Den Hunger austricksen: Sehr gut für den Fett- und Eiweißstoffwechsel, macht uns schlank und froh. Chrom kann die Fettverbrennung vervierfachen!

Silizium

Vorkommen: Hafer, Gerste, Petersilie, Schnittbohnen, Roggen, Weizen, Bananen, Lauch

Den Hunger austricksen: Durch seine dem Insulin ähnliche Wirkung kann durch Silizium Insulin gespart werden. Es ist außerdem am Eisenstoffwechsel beteiligt.

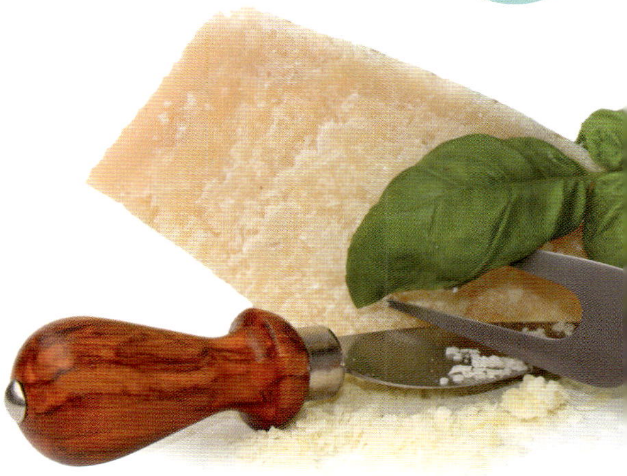

Coenzym Q 10

Vorkommen: Naturbelassenes Müsli, Knoblauch, Erdnüsse, Fleisch, Spinat

Den Hunger austricksen: Starke antioxidative Wirkung, schützt somit unsere Vitamine und ist erheblich am Energiestoffwechsel beteiligt, wenn in den Zellen Fett verbrannt wird.

»Patentlösung« Vitamintabletten

Vitaminpräparate enthalten stets nur eine Auswahl an Stoffen, und zwar lediglich eine Auswahl jener Stoffe, die wissenschaftlich erforscht sind. Es ist allerdings anzunehmen, dass weitere, ebenso notwendige Stoffe bislang weder entdeckt noch erforscht sind – somit kann eine optimale Versorgung mit allen wichtigen Substanzen durch Vitamintabletten nicht gewährleistet werden. Eine gezielte Ergänzung von Vitalstoffen ersetzt somit niemals eine gesunde Ernährung. Manche Fachleute behaupten zudem, Vitamintabletten würden keine Wirkung entfalten, da ihre verschiedenen Wirkstoffe sich gegenseitig beeinträchtigen würden. Dies spielt allerdings keine große Rolle – wichtiger ist, dass das Verhältnis der Vitamine untereinander stimmt. Nicht die zeitgleiche Aufnahme entscheidet über Wirkkraft oder Wirkverlust, sondern das Mengenverhältnis zueinander. Wichtig ist auch, dass Sie sich für ein Präparat mit einer Retard- oder Depotfunktion entscheiden. Hier wird der Wirkstoff nach und nach abgegeben und nicht so schnell über die Nieren ausgeschieden. Dadurch kann der Körper die Wirkstoffe besser nutzen. Doch denken Sie daran, kein Vitamin-C-Präparat ist so wirksam wie eine Zitrone!

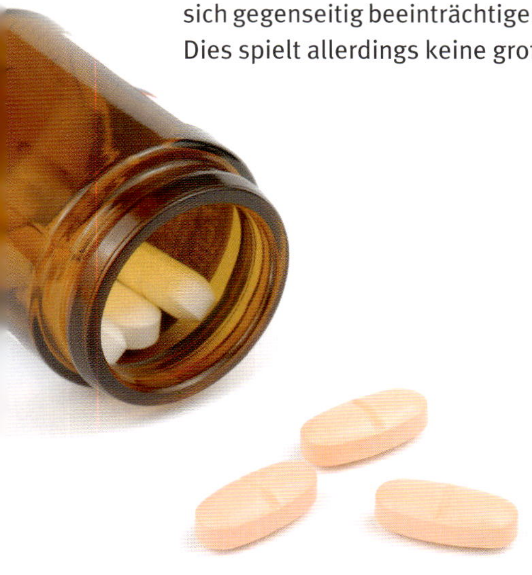

Tipp Wenn Sie auf Vitaminpräparate zurückgreifen, dann nehmen Sie diese zu den Mahlzeiten ein, denn manche der darin enthaltenen Stoffe wirken erst im Nahrungsverbund, im »Nahrungsmittelmix«. So erreichen Sie die maximale Aufnahme im Körper.
Ausnahmen: Chrom, Kupfer und Zink sollten nüchtern und getrennt von allen anderen Ergänzungsmitteln zugeführt werden, da sich sonst ein »Komplex« bildet, den der Körper nicht so gut aufnehmen kann.

Den Hunger austricksen: Optimale Gesundheit und ein Idealgewicht ohne Hungern durch eine ausgewogene Zufuhr aller Vital-, Mineral- und Eiweißstoffe sowie einer ballaststoffreichen Ernährung aus frischen, größtenteils unverarbeiteten Lebensmitteln!

Die Sprache des Hungers verstehen: Schlank machende Hormone

Hormone und körpereigene Botenstoffe sind nicht nur die Eintrittskarten zu manchem Gefühlskarussell, einige von ihnen sind zudem recht hilfreich, sobald wir den Hunger austricksen wollen. Zum Beispiel, wenn es darum geht, unser Sättigungsgefühl zu aktivieren. Das geschieht schon beim Kauen, denn das ruft zwei hilfreiche Stoffe auf den Plan: Dopamin und Cholezystokinin.

Während Dopamin weitgehend bekannt ist, fristet **Cholezystokinin** ein relativ unbekanntes Dasein. Dabei ist dieser Stoff ein sogenannter Kalorienprüfer. Er testet anhand des Geschmacks den Energiegehalt der Lebensmittel, die wir zu uns nehmen. Cholezystokinin kommt den Kalorien und ihrer Zusammensetzung auf die Spur, da es den Inhalt genau unter die Lupe nimmt. Wenn wir hastig essen, bringen wir es jedoch durcheinander. Es kann nicht so schnell prüfen, wie wir schlucken. Die Folge: Wir essen mehr, weil wir dem Cholezystokinin nicht die Zeit geben, die es braucht, um seine Arbeit zu tun und dem Gehirn dann zu melden: Danke, es genügt. Bei manchen Menschen ist das Cholezystokinin ganz besonders sensibel – sie brauchen ein Stück Sahnetorte nur anzusehen und Cholezystokinin meldet dem Gehirn: Danke nein. Aber wie gesagt, das geschieht leider nur bei manchen Menschen …

Der Botenstoff **Dopamin** reagiert dagegen auf den Geschmack des allerersten Bissens und zieht daraus Rückschlüsse über die Inhaltsstoffe in der Nahrung. Dopamin ist ganz flott – es braucht nur einige Sekunden und schon ist die Arbeit getan. Aus diesem Grund schmecken die ersten Bissen auch am besten.

Zu Beginn sind wir sehr aufmerksam – und das Dopamin erst recht. Dann essen wir weiter, es schmeckt schon nicht mehr so sensationell, Bissen für Bissen verfliegt der Geschmack – kein Wunder, das Dopamin hat dem Gehirn ja längst gemeldet, was die Nahrung enthält. Von Seiten des Dopamins müsste nun nicht weitergegessen werden. Der Job ist erledigt. Insofern können wir uns manchmal ein Vorbild an diesem Botenstoff nehmen, wenn wir wieder einmal mehr essen, als wir wollten und wirklich brauchen ...

Wenn wir uns angewöhnen, auf unseren Dopaminspiegel zu achten, werden wir frühzeitig mit dem Essen aufhören und dennoch nicht hungrig vom Tisch aufstehen. Langsames, bewusstes Essen hilft uns dabei, die Signale des Dopamins zu erkennen.

Den Hunger austricksen: Dopamin dämpft den Hunger, indem es das Gehirn auf Sättigung programmiert. Der Botenstoff wird auch durch den Genuss von Kaffee gebildet. Aber bitte übertreiben Sie es nicht!

Serotonin ist auch bekannt als Glücksbote. Es wird übrigens aus Eiweiß gebildet, nicht aus Schokolade – auch wenn Schokolade ebenfalls eine Serotoninausschüttung bewirkt und »glücklich« macht. Aber vielleicht nicht gleich eine ganze Tafel essen. Eine Rippe genügt

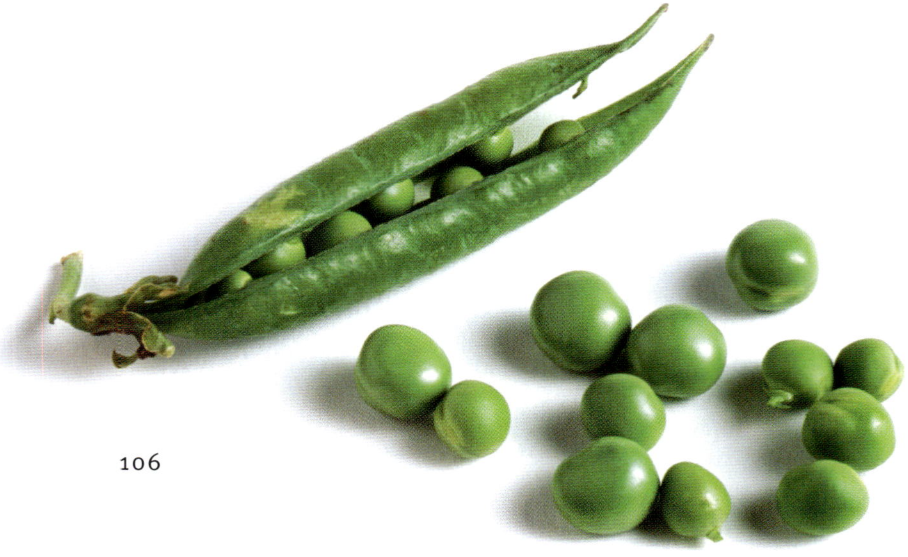

auch schon. Serotonin meldet dem Gehirn, dass alles in Ordnung ist und es dem Körper gut geht. Es wird ausgeschüttet, wenn alle Organe gut versorgt sind, wenn nirgends Nährstoffmangel besteht und sich genügend Glukose im Blut befindet. Das Hormon **Leptin** meldet dem Gehirn, dass die Zellen optimal versorgt sind, dämpft daher den Hunger und hemmt die Produktion des Lustmachers auf Kohlehydrate, Neuropeptid Y. Es wirkt geradezu als Essbremse und verhindert die Fetteinlagerung. Sobald alle Zellen zufrieden sind und alles haben, was sie brauchen – Vitamine, Eiweiß, Wasser und Mineralstoffe –, fühlt sich das Leptin wohl. Wenn es ausgeschüttet wird, merken wir das daran, dass uns beim Essen heiß wird. Jetzt beginnt das Leptin zu wirken – und startet die Verbrennung. Aus diesem Grund ist es in manchen Gaststätten übrigens auch relativ kühl. Je wärmer es in einem Lokal ist, desto weniger verzehren die Gäste.

Den Hunger austricksen: Starke Gewürze sorgen für eine schnellere, verstärkte Dopaminausschüttung, die auch länger anhält. So bleiben wir länger satt.

Ghrelin zeigt dem Gehirn den Dehnungszustand des Magens an. Wenn der Magen gut gefüllt ist, sinkt der Ghrelinspiegel, wenn der Magen leer ist, wird viel davon ausgeschüttet und wir bekommen Hunger. Daher ist ein gut gefüllter Magen wichtig. Es gibt übrigens Appetitzügler zu kaufen, in denen sich kleine Schwämme befinden. Wenn sich die Kapseln im Magen auflösen, breiten sich die Schwämme dort aus und »füllen« den Magen.

Doch Schwämme essen kann nicht der Weisheit letzter Schluss sein!

Ein vergleichbares Resultat bei akutem Hunger in der Anfangsphase der Ernährungsumstellung wird wesentlich gesünder erreicht, indem man z. B. 100 Gramm Kleie in einen Joghurt rührt. Diese gesunden Ballaststoffe verwandeln sich mithilfe von 2 großen Gläsern Wasser oder Tee in ein halbes Kilo Sättigungsgefühl. Wasser alleine zu trinken führt nicht zu dieser Wirkung, da es den Magen schnell wieder verlassen hat. Besser also, mit Ballaststoffen nachzuhelfen, die das Wasser im Magen binden.

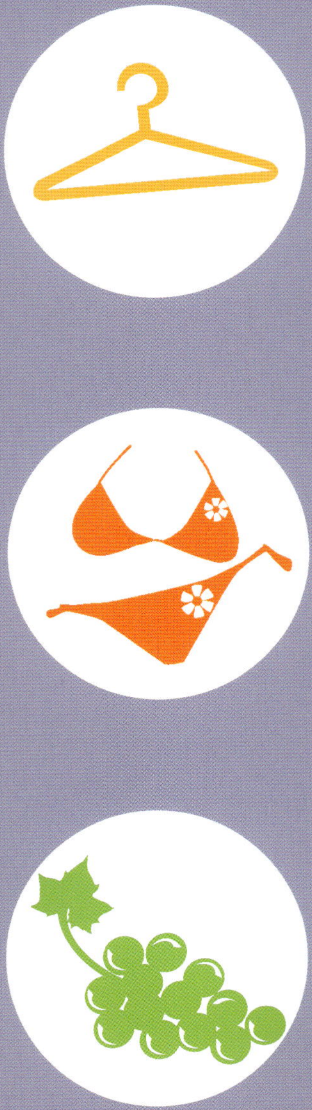

Schlank machende Lebensmittel

8

Es gibt viele Lebensmittel, die eine auf verschiedene Weise schlank machende Wirkung haben und in den richtigen Mengen und zum richtigen Zeitpunkt verzehrt auf gesunde Art den Hunger dämpfen und das Gewicht reduzieren. Man muss sie nur kennen!

Länger satt durch lösliche und unlösliche Ballaststoffe

Ballaststoffe dehnen sich im Magen – zusammen mit Wasser – stark aus und rufen ein angenehmes Sättigungsgefühl hervor. Essen Sie ballaststoffreiche Lebensmittel zirka 20 bis 30 Minuten vor einer geplanten Mahlzeit und vergessen Sie niemals zu trinken, da sie nur mit reichlich Flüssigkeit ihre Wirkkraft entfalten können. In einer Studie zeigte sich, dass bei einem täglichen zusätzlichen Verzehr von 14 Gramm Ballaststoffen nach vier Monaten ein Gewichtsverlust von zehn Prozent erreicht wurde! Ballaststoffe verhindern wegen ihrer quellenden, Magen füllenden Wirkung die Aufnahme der mit ihnen zusammen aufgenommenen Nahrung: Fett wird von ihnen zum Teil im Darm aufgesaugt und landet so nicht gänzlich auf den Hüften.

Eine erhöhte Ballaststoffzufuhr kann manchmal ein klein wenig gewöhnungsbedürftig sein: Manche Menschen haben zu Beginn eine leichte Magen-Darm-Befindlichkeitsstörung, doch das gibt sich schnell wieder und der Körper freut sich über die gesunde Kost.

Beachten Sie bitte, dass bei der Zufuhr von Ballaststoffen die Wirkung gleichzeitig eingenommener Medikamente in einigen Fällen beeinträchtigt werden kann. Diese daher zeitversetzt einnehmen und noch mehr trinken!

» Die Spitzenreiter unter den Ballaststoffen sind:
Kleie, Flohsamen, Leinsamen, alle Beeren, alles Vollkorn, Bohnen, Erbsen, Linsen, Lauch, Radieschen, Champignons, Kohl und Topinambur (Erdbirne), eine kartoffelähnliche Knolle, die roh und gegart verzehrt werden kann. «

Stoffwechselerhöhende Lebensmittel

Zu ihnen gehören alle Lebensmittel, in denen die wertvollen Vitalstoffe wie Vitamin B, Vitamin C, Kalzium, Magnesium, Chrom, Eiweiß, Zink, Eisen, Phosphor, Jod und Omega-3-Fettsäuren enthalten sind. Diese Zauberer sind für den reibungslosen Stoffwechsel unentbehrlich und nur, wenn sie vorhanden sind, kann der Stoffwechsel optimal laufen. Das heißt: Sind wir mit ihnen ausreichend versorgt, haben wir kein Hungergefühl und unsere Kraftwerke arbeiten auf Hochtouren, was viel Energie verbraucht, anstatt sie einzulagern.

Es gibt auch Lebensmittel, die wirken stoffwechselerhöhend, indem sie durch ihre Schärfe die Körpertemperatur steigern – so verlieren wir Energie durch Schwitzen. Dies gilt zum Beispiel für Chili, Pfeffer und Ingwer.

Ein weiterer Stoffwechselchampion ist Eiweiß (vgl. Kap. 5). Es steckt in Geflügel, magerem Fisch, Bohnen, Linsen.

Auch Essig, Senf, Peperoni, Zimt, Curry, Zwiebeln, Knoblauch und alle Produkte, in denen Omega-3-Fettsäuren enthalten sind, erhöhen den Stoffwechsel: magerer Fisch, Lachs, jede Art von Nüssen.

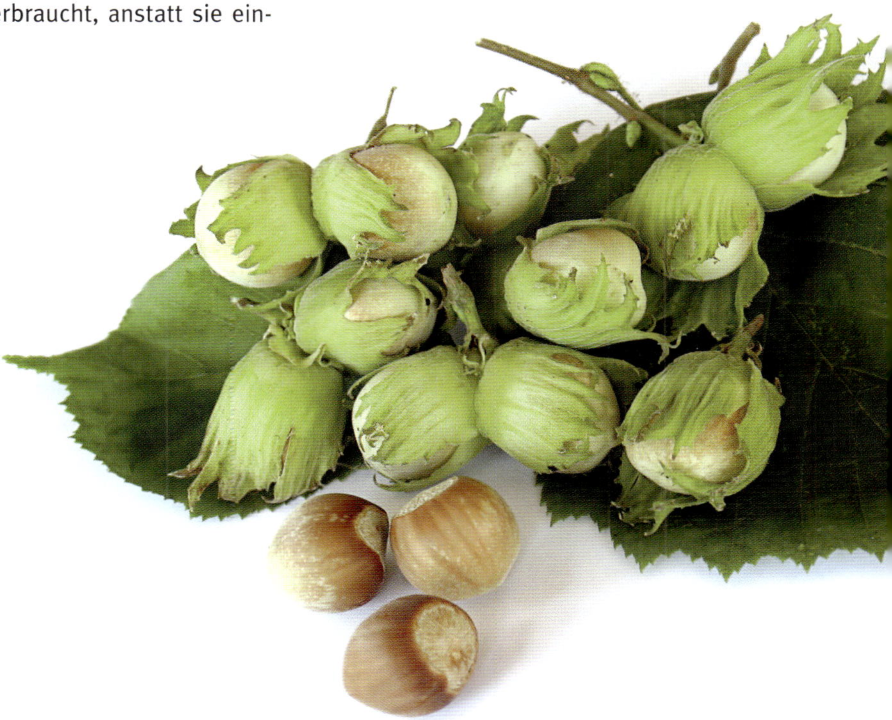

Koffein und Tein regen den Stoffwechsel ebenfalls an, sollten allerdings nur in Maßen genossen werden. An dieser Gruppe orientieren sich auch die meisten Schlankheitspräparate, die in Apotheken erhältlich sind.

Tipp Die gesunde »Schlankheitspille« ohne Nebenwirkungen sieht aus wie eine Haselnuss und ist auch eine Haselnuss: Sie enthält Vitamine, Mineralien, Omega-3-Fettsäuren und erhöht den Stoffwechsel. Aber: ein paar Haselnüsse! Nicht eine ganze Packung ...

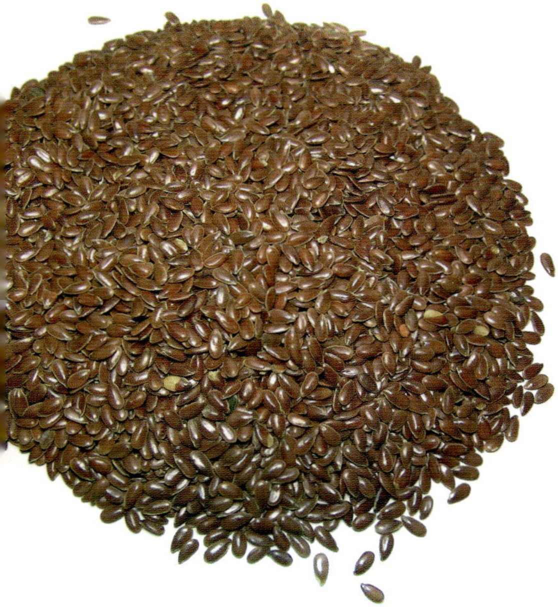

Resorptionsbeeinflussende Lebensmittel

Hierzu zählen alle Lebensmittel, die viele Gerbstoffe enthalten. Die Gerbstoffe machen die Darmwand undurchlässiger für die Nahrungsbestandteile und somit kommt letztlich weniger beim Körper an. Schwarzer Tee und Rotwein heißen zwei Vertreter. Sie sollten diese Gerbstoffe jedoch nicht gesteigert zur Gewichtsabnahme einsetzen, weil so auch Mineralstoffe und Vitamine nicht mehr in den benötigten Mengen aufgenommen werden. Dies ist zum einen ungesund, zum anderen führt es abermals zu einem Mangel und somit zu Hunger.

Lebensmittel, die die Darmtätigkeit anregen

Eine gesunde regelmäßige Darmtätigkeit hält schlank und gesund. Man kann durch bestimmte Lebensmittel den Darm bei seiner täglichen Arbeit unterstützen, vor allem, wenn man zu Verstopfung neigt. Manche Menschen kennen ihre »Beschleuniger« – beim einen ist es Dörrobst, beim anderen Sauerkraut oder Buttermilch. Prinzipiell gehören die Ballaststoffe in diese Gruppe. Leinsamen und Kleie sind vielen Menschen als schnelle

Helfer bei einer leichten Verstopfung bekannt. Trinken nicht vergessen!
Aber denken Sie daran, es geht nicht darum, Lebensmittel »abzuführen«, sondern lediglich darum, eine gesunde Darmtätigkeit zu erreichen.

Den Hunger austricksen: Säure bewirkt eine Verzögerung der Magenentleerung: Salat, der mit Essig und Zitrone angemacht wird, hemmt somit den nächsten Appetit.

Säurehaltige Lebensmittel

Säurehaltige Lebensmittel verlangsamen die Magenentleerung und dämpfen das Hungergefühl. Zusätzlich steigern sie die Aufnahme von Eiweiß, was unseren Körper fit und schlank macht. Zu ihnen gehören Zitrone, Ananas und Grapefruit. Vielleicht ist Ihnen beim Lesen die eine oder andere Diät eingefallen, die um einen solchen Schlankmacher gestrickt wurde – wie zum Beispiel die Ananas- oder Grapefruit-Diät. Am besten fahren Sie jedoch, wenn Sie sich nicht auf ein einziges Lebensmittel konzentrieren, sondern die Fülle und gesamte Bandbreite der gesunden Nahrung nutzen – und genießen!

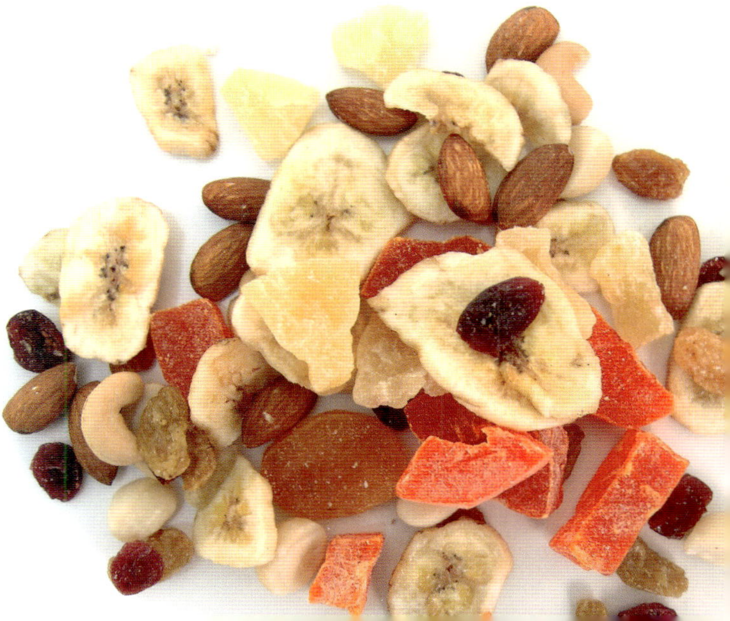

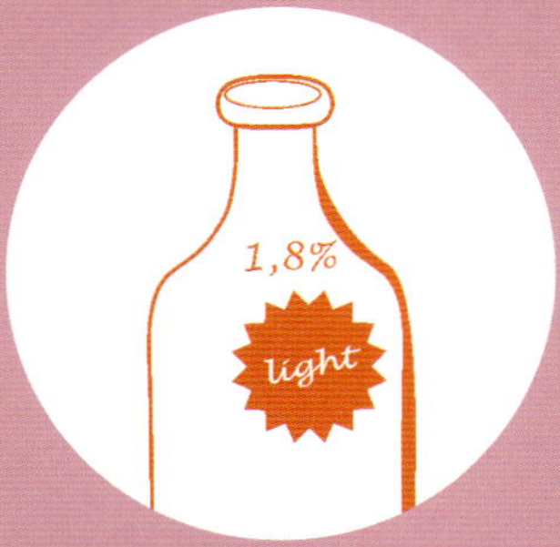
1,8%
light

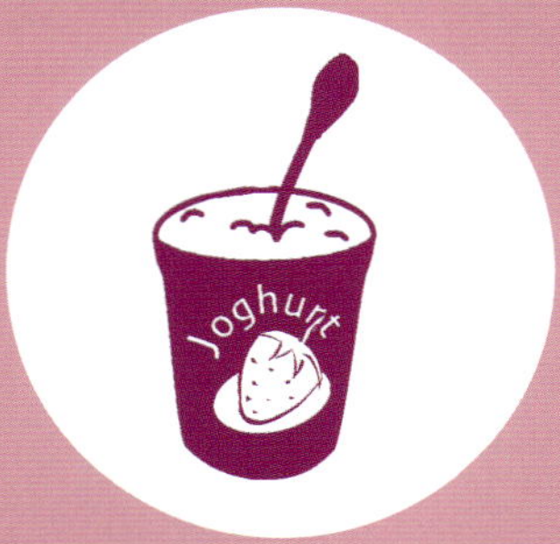
Joghurt

Lightprodukte
und Diätdrinks

9

Lightprodukte nehmen zu! Aber nehmen wir auch ab mit ihrer Hilfe? Täglich werden es mehr. In Amerika ist überall die Rede von *low carb* und *low fat* – also warum nicht strikt light essen und dadurch zum Leichtgewicht werden? So wie in Amerika, wo alles low-low ist. Eine Studie ergab, dass Amerikaner innerhalb von zehn Jahren elf Prozent weniger Fett zu sich genommen haben, weil Fett prinzipiell reduziert wurde. Somit haben die Amerikaner weniger Kalorien gegessen – und im gleichen Zeitraum hat sich die Zahl der Übergewichtigen um mehr als 30 Prozent erhöht!

Light essen heißt nicht abnehmen, sondern leider heißt es häufig: mehr essen. Schließlich will man ja was vom Essen haben, nämlich Befriedigung. Und die verschaffen viele Lightprodukte nicht. Sie regen den Appetit erst recht an. Für die Bezeichnung »light« gibt es keine ausreichenden gesetzlichen Bestimmungen. Light heißt lediglich, dass in Lebensmitteln oder Getränken bestimmte Stoffe – zum Beispiel Fett, Zucker, Alkohol oder Koffein – reduziert wurden. Um welchen dieser Stoffe es sich im Einzelnen handelt und wie viel reduziert wurde, ist nicht festgesetzt. Wenn man ein Lightprodukt kauft, suggeriert der Name, dies sei gesund für den Körper. Leider stimmt das in den meisten Fällen nicht. Ein Blick aufs Etikett beweist das sofort: In vielen Fällen enthalten die Lightprodukte mehr Kalorien als die normalen Produkte – wenn auch irgendetwas weniger geworden ist. Wie gesagt: was, das ist gesetzlich nicht reguliert. Auf den ersten Blick ist nicht zu erkennen, was »light« genau bedeutet: weniger Kalorien oder geringerer Nährstoffgehalt oder leichter bekömmlich oder alkoholreduziert oder alkoholfrei oder fettarm oder salzarm oder weniger Koffeingehalt oder magenschonender? – Alles ist möglich, alles ist drin … und meistens ist eben auch zu viel drin. Besonders zu viel Zucker beziehungsweise Süßstoff.

» *Wenn Zucker durch Süßstoff ersetzt wird, unterdrückt der Süßstoff stark das Sättigungsgefühl, was dazu führt, dass man mehr essen möchte.* «

Zudem suggeriert das »light« auf der Verpackung, dass man ruhig viel davon essen darf, schließlich ist es ja »leicht«. Und so isst man immer mehr – und hat dann ein Vielfaches der Kalorienmenge aufgenommen, die man verzehrt hätte, wenn man gleich zum normalen Produkt gegriffen hätte – das einen, nebenbei bemerkt, auch mehr befriedigt hätte.

Wenn sich die Bezeichnung »light« auf den Zucker bezieht, so wird häufig Zucker gegen Fett ausgetauscht. Das wandert dann direkt in die Fettdepots, besonders wenn noch Süßstoff im Spiel ist.

Manche Produkte werden mit dem Slogan angepriesen: Kein Zucker, nur mit der Süße aus Früchten. Übersetzt heißt das, dieses Produkt enthält keinen Haushaltszucker, sondern den noch schneller verwertbaren Traubenzucker, der noch schneller auf den Hüften landet, da er einkettig ist und das Insulin noch schneller in die Höhe treibt.

Dabei klingt der Satz so gut: Nur mit der Süße aus Früchten. Im guten Klang kennt sich die Nahrungsmittelindustrie aus und in den Werbeagenturen arbeiten kluge Köpfe daran, uns den Verstand zu vernebeln. Doch ein einziger Blick auf die Inhaltsstoffe kann uns schon Klarheit verschaffen. Auf der Rückseite der Verpackung können wir das Light-Versprechen entlarven – und dann entscheiden, ob wir ein Produkt im Regal liegen lassen und doch lieber zu seinem »normalen« Verwandten greifen.

Wenn sich »light« auf den Fettgehalt bezieht, sollte man unbedingt einen zweiten Blick auf die Inhaltsstoffe werfen. Es gibt ja im Endeffekt nur drei Stoffe, auf die es ankommt: Fett, Kohlehydrate und Eiweiß ... und es gibt Wasser. Wenn der Fettgehalt reduziert ist, muss einer der anderen Bestandteile erhöht sein. Wenn Fett allerdings durch Kohlehydrate ersetzt wird, oft sogar durch Zucker, ist das

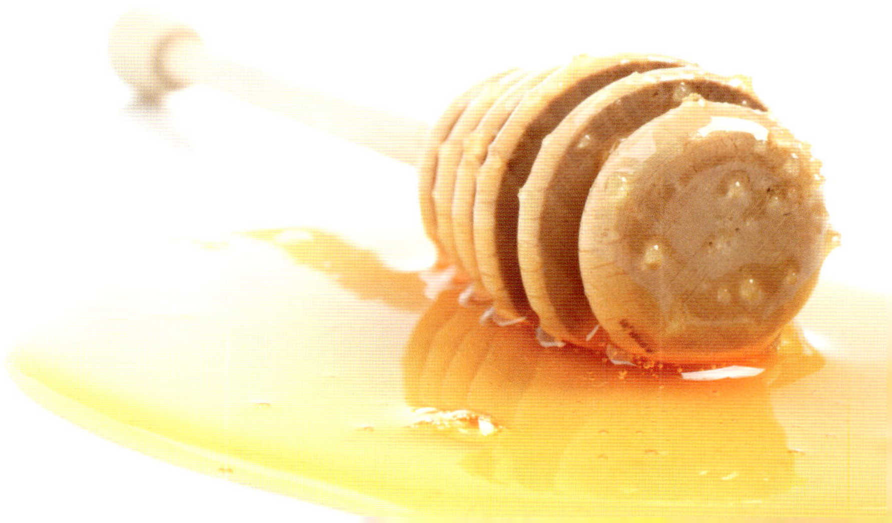

Produkt alles andere als leicht. Wird der eingesparte Fettgehalt durch reines Wasser aufgefüllt, ist das Produkt zwar kalorienärmer als das Originalprodukt, aber wer zahlt schon gerne mehr für Wasser? Alles kann durch Wasser aufgefüllt bzw. gestreckt werden. Auch einen Joghurt kann man »light« machen, indem man ihn zur Hälfte mit Wasser auffüllt. Dann isst man eben drei Joghurts, die nicht so richtig gut schmecken, weil man im Grunde keine Befriedigung verspürt – bloß das gute Gewissen, etwas Leichtes gegessen zu haben. Allein ein gutes Gewissen macht nicht satt.
Wenn der Fettgehalt bei einem Lightprodukt reduziert ist und in der Folge der Eiweißgehalt steigt, bedeutet dies zum Beispiel bei Salami, dass sie aus hochwertigerem, magerem Fleisch hergestellt wurde. Es gibt sie also durchaus, die »guten« Lightprodukte. Allerdings muss man sie mit der Lupe suchen. Hier stellt sich die Frage, ob es dann nicht einfacher ist, lieber gleich selbst »light« zu produzieren – zum Beispiel mit einer Soße Bolognese, bei der keine Berge von Hackfleisch, gemischt mit Crème Fraîche verwendet werden, sondern kleine Mengen von Tartar – und Joghurt!
Der Vorteil: Sie brauchen keine Inhaltsangaben studieren und haben alles selbst im Griff.

» *Lassen Sie sich nicht in die Irre führen, sondern werden Sie zum Detektiv und entlarven Sie die Light-Fallen. So wird das Einkaufen zum spannenden Erlebnis.* «

Die Bezeichnung »kalorienreduziert« bedeutet übrigens gar nichts – es sei denn, sie wäre genauer. »Vierzig Prozent weniger Fett oder Zucker als vergleichbare Produkte« – das wäre mal eine klare Aussage. Vor der scheuen sich jedoch die meisten Hersteller, sie vernebeln oder verwässern lieber mit dem nichtssagenden Wörtchen »light«.

Zucker ersetzen

Häufig glauben Menschen, Honig wäre ein optimaler Ersatz zum Süßen. Doch leider hat Honig die gleichen »negativen« Wirkungen wie reiner Zucker, egal ob weiß oder braun. Abgesehen davon, dass Honig einige Vitalstoffe mehr enthält, wirkt er in Sachen Insulinausschüttung nämlich wie Zucker. Er besteht ja auch zu ca. 80 Prozent aus Zucker. Eine Alternative zum Süßen wäre das in Deutschland zurzeit nicht als Lebensmittel zugelassene Stevia. Diese süße Pflanze entfaltet eine hundertfach stärkere Süße als Zucker – unserer Meinung nach ohne negative

Nebenwirkungen, da sie ein reiner Ballaststoff ist. Zwar löst auch Stevia durch seinen süßen Geschmack eine Insulinausschüttung aus, doch diese wird durch die Ballaststoffwirkung vollständig neutralisiert.
Während es in anderen Ländern große Verwendung findet, warten wir in Deutschland noch auf die Zulassung. Es könnte die Lebensmittelindustrie revolutionieren – und uns viel süße Freude bringen.

» *Light ist kein Leichtgewicht!* «

Süßstoff

Süßstoff löst allein durch seinen süßen Geschmack eine Insulinausschüttung aus. Diese ist zwar nicht so hoch wie beim Zucker, doch da das Insulin irrtümlich hervorgelockt wurde und dann doch kein Zucker im Blut ist, schnappt es sich den Zucker aus dem normalen Blutzuckerspiegel. So kommt es rasch zu Unterzucker und der führt zu Hunger. Süßstoff ist also keine Wunderwaffe zum Abnehmen, sondern eher ein Appetitmacher und der kommt der Lebensmittelindustrie sehr gelegen, da er Lust auf mehr macht.

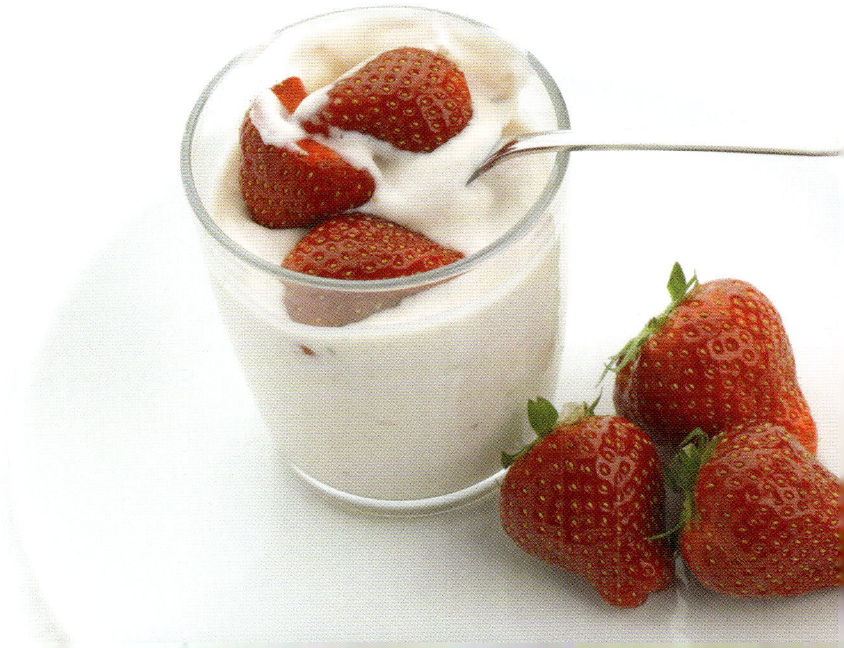

Das Wunder Wasser

10

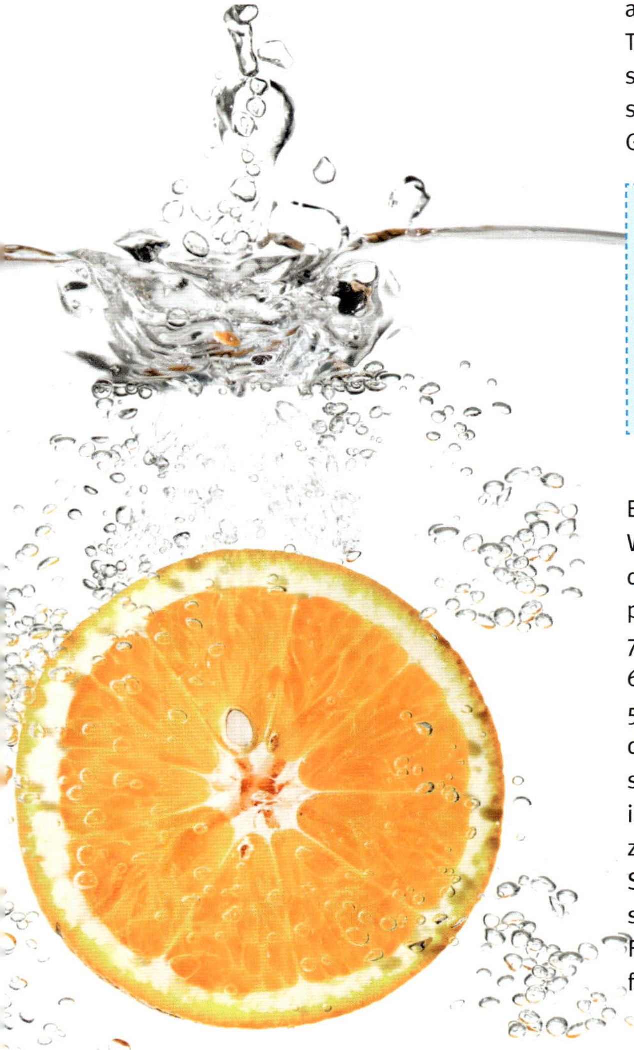

Obwohl die meisten Menschen wissen, wie wichtig eine ausreichende Flüssigkeitszufuhr ist, trinken über 50 Prozent aller Erwachsenen in Deutschland Tag für Tag zu wenig und nicht selten wird scheinbar die Meinung vertreten, Wasser sei vor allem zum Waschen da und kein Getränk.

70 Prozent des im Körper befindlichen Wassers wirken innerhalb der Zellen. Sogar Muskeln bestehen zu 75 Prozent aus Wasser und Knorpel – man höre und staune – sogar zu 80 Prozent!

Es gibt kein besseres Getränk für uns als Wasser. Das zeigt sich auch, wenn wir den Wasseranteil im menschlichen Körper betrachten. Säuglinge bestehen zu 75 Prozent aus Wasser, Erwachsene zu 60 Prozent – und ältere Menschen zu 50 Prozent. Ob sich der Alterungsprozess durch viel Wassertrinken verzögern lässt, sei an dieser Stelle dahingestellt. Sicher ist, dass eine Flüssigkeitszufuhr von ca. zwei bis drei Litern pro Tag nicht nur der Schönheit und dem Wohlbefinden dient, sondern vor allem auch der Gesundheit. Flüssigkeit ist die Grundvoraussetzung für Leben. Jeder einzelne Stoffwechselvorgang unserer ca. 70 Billionen Körperzellen, jeder dieser täglichen Trillionen von Stoffwechselvorgängen in unserem Körper benötigt Wasser. Wer genügend Wasser trinkt, fördert zudem den Fettabbau durch die Normalisierung des Zuckerhaushalts und eine Verringerung der Insulinausschüttung. Zusätzlich können Säuren und Gifte über Harn und Schweiß ausgeschieden werden – das stärkt das Immunsystem. Bei ausreichender Wasserversorgung laufen alle Stoffwechselvorgänge reibungslos ab, die Kommunikation der Zellen untereinander funktioniert störungsfrei, wir sind hochkonzentriert, leistungsfähig und fühlen uns wach, vital und rundum wohl.

Leider ist bei vielen Menschen das körpereigene Verlangen nach Flüssigkeit nicht stark genug ausgeprägt und deshalb trinken sie zu wenig. Manche Menschen merken es gar nicht, wenn sie Durst haben – da sich Hunger- und Durstempfinden ähneln – und essen dann lieber etwas.

Tipp Überfällt Sie häufig die Lust auf Speisen wie Joghurt, Pudding und Ähnliches, das viel Flüssigkeit enthält? Vielleicht haben Sie gar keinen Hunger, sondern Durst!

Den Hunger austricksen: Indem Sie lernen, Hunger und Durst klar voneinander zu unterscheiden.

Wenn Sie das nächste Mal Hunger verspüren, essen Sie nicht gleich etwas, sondern trinken Sie ein, zwei Gläser Wasser. Warten Sie 20 Minuten und überprüfen Sie Ihr Hungergefühl erneut. Ist es noch immer da oder vielleicht verschwunden, weil Sie nämlich eigentlich gar keinen Hunger, sondern Durst hatten?

Folgen von Flüssigkeitsmangel

Durch die klare Abgrenzung zwischen Hunger und Durst lassen sich etliche Fehleinschätzungen und somit unnötige Mahlzeiten vermeiden. Wenn wir deutlich das Gefühl von Durst haben, ist dies nicht nur ein Zeichen für einen Mangel, sondern für eine Notsituation. Bei einem eindeutigen starken Durstgefühl reagiert der Körper bereits mit der Absenkung des Stoffwechsels und der Speicherung von Fett. Außerdem kommt es zu einer Übersäuerung – das Blut dickt ein und der Puls sinkt.

In Sachen Wasserversorgung ist unser Körper extrem sensibel.

- Schon ab 2 Prozent Wasserverlust treten die ersten Beeinträchtigungen wie Mattigkeit, Müdigkeit und Kopfschmerzen auf.
- Ab 5 Prozent fühlen wir uns krank – Schwindelgefühl und Übelkeit sind häufige Symptome.
- Ab 10 Prozent sind wir extrem herzinfarktgefährdet.
- Ab 20 Prozent ist die Aufrechterhaltung des Lebens nicht mehr möglich.

Wenn das Signal drohender Wasserverlust das Gehirn erreicht, reagiert es mit drastischen Maßnahmen – denn ohne gesicherte Wasserversorgung ist das gesamte Körpersystem gefährdet. Das Gehirn schüttet das Anti-Diuretische Hormon (ADH) aus. Es soll die Ausscheidung von Wasser verhindern, denn der Körper spart jetzt an allen Ecken und Enden. Zuerst dickt der Körper das Blut ein. Das ist gefährlich – sobald das Blut »krümelt«, ist es zu Ende. Allen Zellen wird Flüssigkeit entzogen und der Stoffwechsel sinkt erheblich ab – was langfristig auch zu einer Gewichtszunahme führen würde. Wir selbst merken von solchen dramatischen Vorgängen in unserem Körper sehr wenig. Wenn der Mund trocken wird, ist dies schon ein ernstes Zeichen, dass wir sofort handeln sollten, da auch hier das ADH ganze Arbeit leistet und Wasser, also Speichel, einspart. Man vermutet, dass zwei Drittel der Zivilisationskrankheiten auf eine gestörte Wasserbalance zurückzuführen sind. Die direkten Folgen des Flüssigkeitsmangels sind:

- Müdigkeit
- Konzentrationsschwäche
- Verschlackung des Bindegewebes
- Wasseransammlungen
- Cellulite
- Übergewicht

Tipp Um die empfohlene Menge von zwei bis drei Litern Wasser pro Tag zu »schaffen«, ist es sinnvoll, dort, wo man sich häufig aufhält, stets eine Wasserflasche und ein Glas zu platzieren. Neben dem Computer, auf dem Küchentisch, neben dem Bett usw. So kann man sich darauf konditionieren, bei jedem bewussten Wahrnehmen der Wasserflasche auch wirklich zu trinken, und schafft so die empfohlene Menge wie nebenbei. Oder man gewöhnt es sich an, beim Nachhausekommen und beim Fortgehen ein Glas Wasser zu trinken oder zu anderen Anlässen. Je später am Abend Sie Ihre Ration erledigen, desto größer ist die Gefahr, dass Sie nachts zur Toilette müssen. Also lieber frühzeitig am Tag beginnen und regelmäßig weitertrinken!

Wasser als Getränk

Wasser ist das Optimum für unseren Körper. Während Menschen in anderen Ländern glücklich sind, wenn sie überhaupt Wasser haben, herrscht bei uns auch hier Überfluss. Wir haben die Wahl zwischen vielerlei Mineral- und Tafelwassern und wenn wir den Hahn aufdrehen, sprudelt das Wasser einfach heraus. Unerschöpflich. Macht man sich bewusst, wie wichtig Wasser für unser Leben ist, kann allein schon das aus dem Hahn sprudelnde Wasser glücklich machen.

Unser Leitungswasser unterliegt der Trinkwasserverordnung und muss mindestens zu zwei Dritteln aus Grundwasser bestehen, zu einem Drittel darf es aus aufbereitetem Wasser bestehen. Die Wasserqualität wird von den Wasserwerken bis zum Hausanschluss sichergestellt. Es können aber Verunreinigungen durch alte Wasserleitungen in den Häusern bestehen. Ein Nachteil von Leitungswasser liegt darin, dass durch den Anteil des aufbereiteten Wassers auch Stoffe wie Medikamentenrückstände darin enthalten sein können, die bei der Aufbereitung nicht gänzlich entfernt werden konnten.

Tipp Lassen Sie Leitungswasser eine Weile laufen (Sie können das »kostbare Gut« ja zum Blumengießen verwenden), ehe Sie Trinkwasser in ein Glas füllen. Das minimiert eventuelle Rückstände aus den Leitungen.

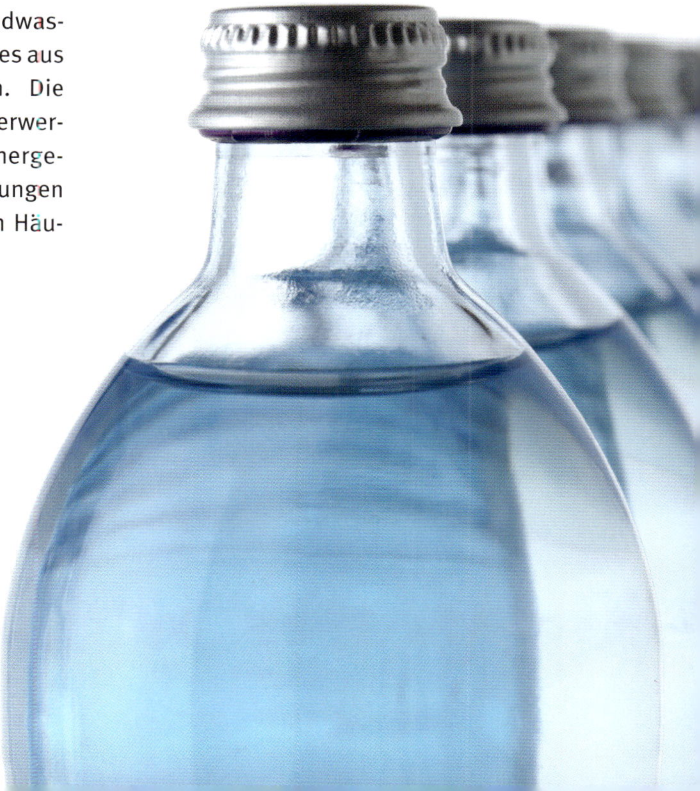

Mineralwasser

Verschiedene Mineralwasser enthalten unterschiedliche Mineralstoffe.
Wasser ohne einen hohen Gehalt an Zusätzen entgiftet den Körper schneller. Ob still oder mit Kohlensäure versetzt, ist eine Frage des Geschmacks und der individuellen Bekömmlichkeit. Als geschmackliche Variante bietet sich das Mischen mit Fruchtsäften an.

Tipp Ein Highlight zur Gewichtsreduktion und zum Hungerstillen ist Mineralwasser mit ausgepresster Zitrone.

Fruchtsäfte

Der Zuckergehalt der Fruchtsäfte geht schneller ins Blut über als der Zuckergehalt der ursprünglichen Früchte.
Gegenüber dem Original, der Frucht, enthalten Fruchtsäfte fast keine Ballaststoffe. Fruchtsaft ist allerdings nicht gleich Fruchtsaft. Geben Sie frisch gepressten Säften den Vorzug vor Fertigsäften und Saftkonzentraten, in denen sich teilweise Massen an Zucker tummeln. Noch besser wäre es, auf den Fruchtsaft zu verzichten und die Frucht zu verzehren. Ausnahme: Zitrone!

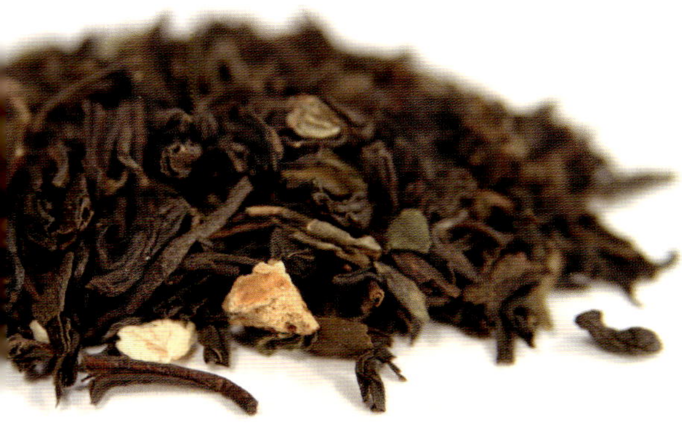

Grüner Tee

Grüner Tee ist der König unter den Getränken und residiert in der Rangfolge gleich nach dem Wasser. Grüner Tee schützt die Gesundheit, steigert das Wohlbefinden und schenkt Schlankheit. Lässt man grünen Tee zehn Minuten ziehen, enthält er sogenannte Katechine, die unsere Zellen vor freien Radikalen schützen und somit den Alterungsprozess verlangsamen können. Im grünen Tee wirken die Katechine doppelt so stark wie im Rotwein, wo sie ebenfalls enthalten sind. Ihre antioxidative Wirkung ist sogar 50-mal stärker als die von Vitamin E und 100-mal stärker als die von Vitamin C.
Ein halber Liter grüner Tee täglich wirkt vorbeugend gegen Krebs und das Risiko, an Hautkrebs zu erkranken, sinkt um 85 Prozent.

Schwarzer Tee

Im schwarzen Tee sind Gerbstoffe, Mineralien sowie Spurenelemente enthalten und der Farbstoff Myricetin kurbelt die Fettverbrennung an. Trotzdem ist grüner Tee, der zehn Minuten gezogen hat, aus gesundheitlichen Gründen eher zu empfehlen.

Kräuter- und Früchtetees

Kräutertees haben oft auch eine medizinische Wirkung, die man nicht unterschätzen sollte. Deshalb sollte man Kräutertees nur in Maßen genießen oder gleich Früchtetees den Vorzug geben.

Kaffee

Das im Kaffee enthaltene Koffein regt die Fettverbrennung an, es entwässert aber auch, was den Stoffwechsel senken und wiederum zu Fetteinlagerungen führen kann. Deshalb sollte beim Genuss von Kaffee immer reichlich Wasser getrunken werden, um nur seine positiven Effekte zu nutzen und einer Entwässerung entgegenzuwirken. Doch Achtung: Kaffee hat auch eine hohe glykämische Last, lockt also Insulin! Daher immer in Maßen genießen.

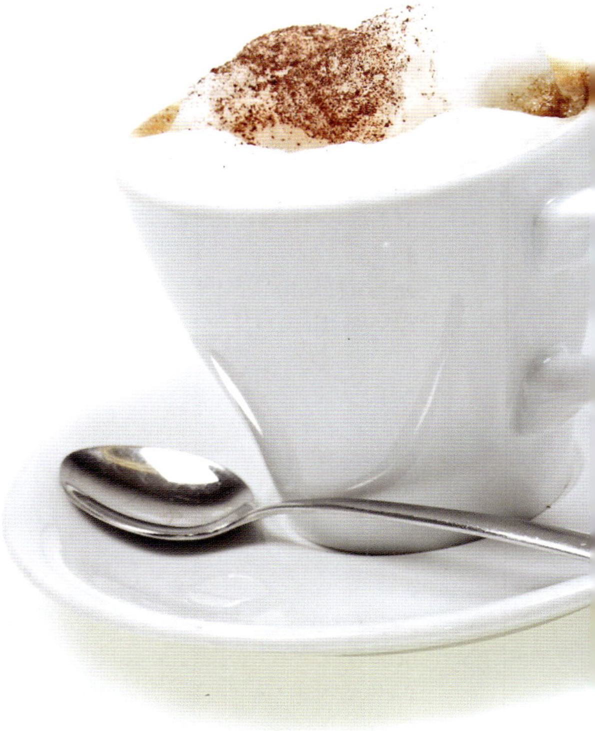

Limonaden und Colagetränke

Viele Menschen glauben, der größte Feind solcher Getränke sei der darin enthaltene Zucker. Es ist richtig, dass sich sehr viel Zucker in Limonaden und Colagetränken befindet, doch es gibt noch einen weiteren Grund, sie zu meiden: Die ebenfalls in diesen Getränken enthaltene Phosphorsäure senkt die Wirkung von Kalzium und Kalium. Besonders für Kinder und ältere Menschen, die einen enorm hohen Kalziumbedarf haben, ist dies ungünstig.

Lightgetränke

Zum Thema Light haben wir schon einiges angemerkt – und auch hier gilt, dass diese Getränke zwar kalorienärmer als Limonade sind, doch der Geschmack des Süßstoffs lockt das Insulin, das sich dann schwer hintergangen fühlt, weil es keinen Zucker findet, und deshalb Blutzucker erntet, was sofort zu Unterzucker und zu Hunger führt.

Sportgetränke

Diese Getränke enthalten meist spezielle Kohlehydratkombinationen wie zum Beispiel Maltodextrine, Fruktose und lösliche Stärke. Somit gehen die Kohlehydrate mit unterschiedlichen Kettenlängen zeitversetzt ins Blut, sodass Sportlerinnen und Sportler lange Energie zur Verfügung haben und bei Wettkämpfen über viel Ausdauer verfügen. Man sollte sich

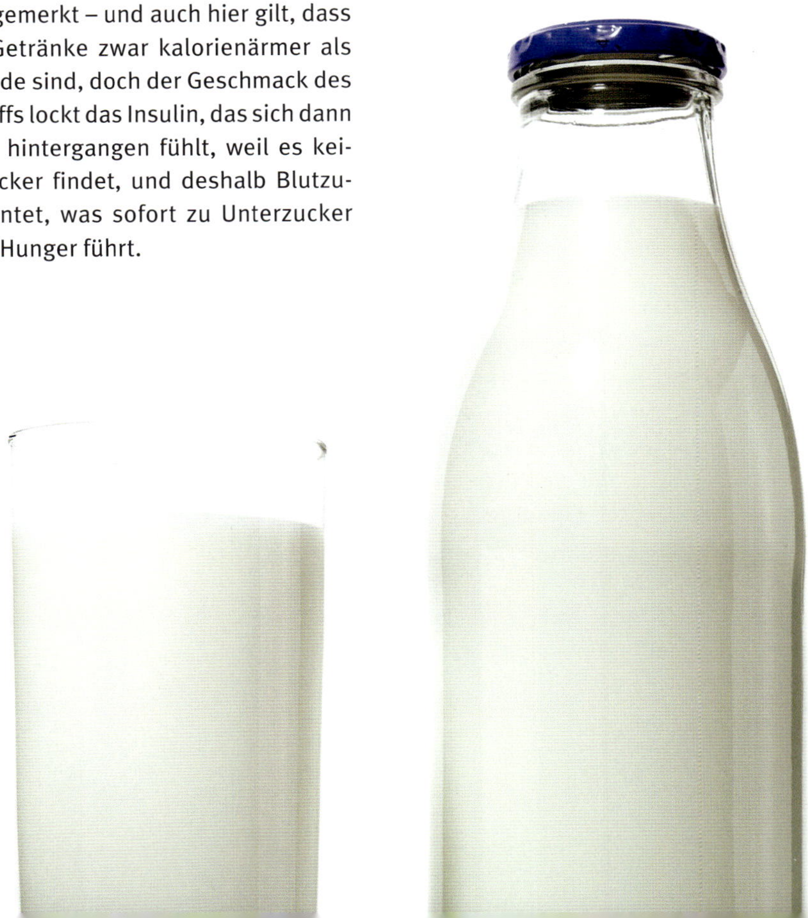

allerdings überlegen, ob ein normales Training im Fitnessstudio mit einem Wettkampf zu vergleichen ist, und nicht vergessen, dass Sportgetränke nicht sportlich, sondern dick machen, wenn man sie ohne wirklichen Bedarf genießt.

Milch

Die Milch gehört zu jenen Lebensmitteln, denen die Natur alles mitgegeben hat, was nötig ist, um neues Leben entstehen zu lassen. Insofern steht die Milch in einer Reihe mit Eiern, Nüssen und Samen. Und es wird sofort klar, dass Milch kein Getränk zum Durstlöschen ist. Milch ist ein Lebensmittel. Besondere Bedeutung hat das biologisch hochwertige Milcheiweiß, darin sind alle notwendigen Eiweißbausteine enthalten. Wer regelmäßig Milch trinkt, hat keinen Eiweißmangel, also auch keinen mangelbedingten Hunger. Aber nicht alle Menschen vertragen Milch. Manchen Menschen fehlt das Enzym, um den Milchzucker (Laktose) aufzuspalten.
Milch liefert fast alles, was der Körper braucht. Aber ob aus dem Kühlregal oder hocherhitzt, fettarm oder als Vollmilch – Milch ist nicht gleich Milch. Und vor allem ist Milch kein Getränk zu einer Mahlzeit, sondern eine kleine Mahlzeit mit einem

Milchmädchen-Rechnung

Vollmilch enthält 3,5 Prozent Fettanteil und ist sehr empfehlenswert, weil alles drin ist: Mineralien und fettlösliche Vitamine gegen den Hunger, allerdings hauptsächlich gesättigte Fettsäuren, die für schnelles Wachstum bei Kälbern sorgen sollen. Leider sind dementsprechend auch eine Menge Kalorien enthalten, nämlich 650 Kalorien in einem Liter Vollmilch.
Teilentrahmte Milch enthält nur 1,5 Prozent Fettanteil und somit weniger Kalorien: 1 Liter entspricht 480 Kalorien. Sie versorgt uns jedoch mit weniger fettlöslichen Vitaminen.
Entrahmte Milch hat nur noch 0,3 Prozent Fett, Vitamine sind jedoch auch kaum noch enthalten: Wo kein Fett, da keine fettlöslichen Vitamine! Ein Liter entrahmte Milch schlägt dafür nur mit 350 Kalorien zu Gewicht.
Für die Versorgung mit Mineralien, Kalzium und Magnesium eignen sich also alle Rahmstufen der Milch. In Sachen Vitaminversorgung kann dagegen nur die Vollmilch voll punkten!

hohen Milchzuckeranteil. Die fettarme Variante ist keine Lösung, denn bei der fettarmen Milch sinkt der Gehalt der fettlöslichen Vitamine im Vergleich zur Vollmilch um mehr als die Hälfte. Magermilch enthält praktisch keine fettlöslichen Vitamine mehr. Die wasserlöslichen Vitamine aus der B-Gruppe bleiben dagegen in allen Fettstufen weitgehend enthalten, ebenso die Mineralstoffe.

Leider spielt heiße Milch in einer anderen Liga als die kalte Milch: Wer sich gut versorgt wähnt, weil er täglich Milchkaffee mit aufgeschäumter Milch trinkt, muss leider enttäuscht werden. Je heißer die Milch, desto weniger Vitamine.

Auch bei der H-Milch büßen wir Wirkstoffe ein. Durch das hohe, wenn auch schonende Erhitzen kann der Körper das Eiweiß nicht mehr so gut verwerten wie bei frischer Milch.

Alkohol

Alkohol ist in seiner Wirkung auf den Insulinspiegel um ein Vielfaches stärker als Zucker. Er sollte niemals auf nüchternen Magen getrunken werden, da er sofort ins Blut übergeht und den Fettabbau durch das gelockte Insulin verhindert. Erst bei vollem Magen verzögert sich die Aufnahme des Alkohols. Die Kombination von Alkohol und Zucker, wie in Likören üblich, ist der absolute Spitzenreiter bei der Insulinausschüttung. Der süße Aperitif vor dem Essen steigert so nicht nur den Appetit, sondern lässt auch die folgenden Speisen sofort auf die Hüften wandern. Alkohol sollte deshalb bei einer gewünschten Gewichtsreduktion von der Getränkekarte gestrichen werden. Die einzige tolerierbare Ausnahme bildet trockener Rotwein. Wissenschaftler haben herausgefunden, dass die Menge von 0,1 Liter Rotwein nach dem Essen die Insulinausschüttung leicht senkt.

Rotwein enthält zudem sekundäre Pflanzenstoffe, deren antioxidierende Wirkung zirka 25-mal stärker ist als die von Vitamin E. Zusätzlich behindert der im Rotwein enthaltene Gerbstoff die Aufnahme der Lebensmittel. In der roten Farbe des

Rotweins sind die sogenannten Anthozyane enthalten, die wie Penicillin wirken. Sie straffen das Bindegewebe und wirken gegen Cellulite. Die Schalen der roten Trauben enthalten sekundäre Pflanzenstoffe, die der Verklumpung von Blutplättchen entgegenwirken und somit Herz-Kreislauf-Erkrankungen vorbeugen. Ein kleines Glas Rotwein am Ende einer Mahlzeit getrunken ist also zu tolerieren. Aber nicht nach jeder Mahlzeit. Übrigens: Weintrauben hätten dieselbe Wirkung.

Alkohol ist auch der Grund dafür, dass man oft überrascht ist, wenn eine ausgelassene Schlemmerei mit viel Hochprozentigem am nächsten Morgen nicht mit ein paar Hundert Gramm mehr auf der Waage niederschlägt. War doch gar nicht so schlimm? Doch, denn der Alkohol verschleiert sogar am nächsten Tag noch die Realität. Der Körper scheidet viel Wasser aus, um den Alkohol zu entfernen. Das macht dann irrtümlich leichter. Wasserverlust ist nicht gleichzusetzen mit Fettverlust!

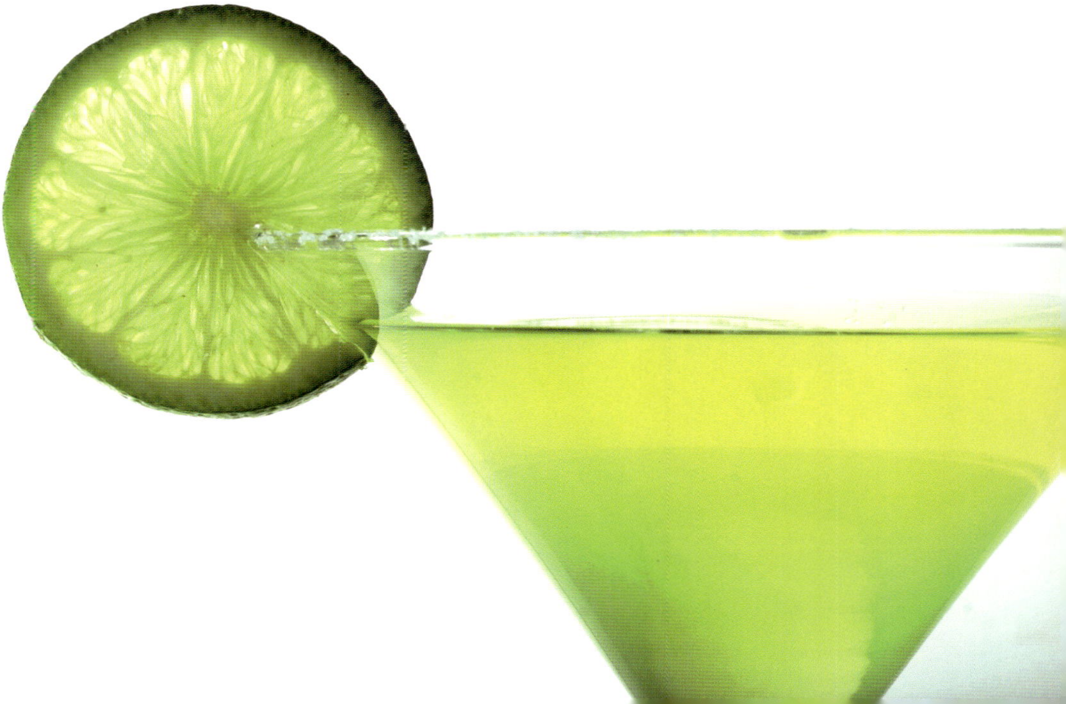

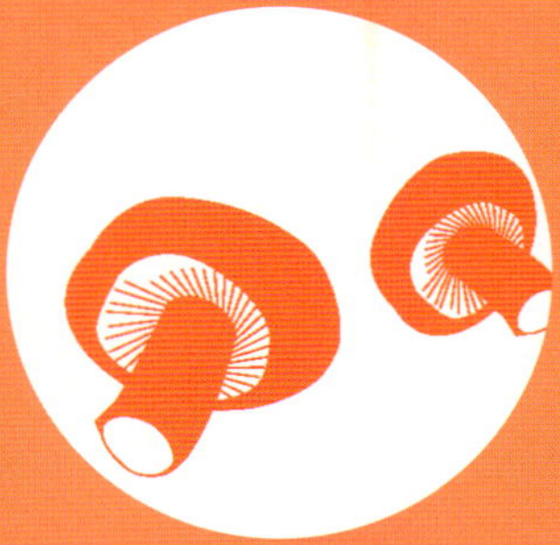

Der Ernährungs-Check

11

Nun haben Sie sehr viel über eine gesunde Ernährung erfahren, die den Hunger austrickst – und vielleicht möchten Sie jetzt wissen, wie es um Ihre persönlichen Gewohnheiten bestellt ist, wo und wie Sie vielleicht noch etwas verbessern könnten. Nachfolgend finden Sie den »Ernährungs-Check«, der Ihnen darüber Aufschluss gibt.

Sollten Sie Ihre Essgewohnheiten schon einmal notiert haben, wie zu Beginn des Buches vorgeschlagen, wäre nun der richtige Zeitpunkt, ein zweites Protokoll zu erstellen und beide miteinander zu vergleichen. Teilnehmer und Teilnehmerinnen der Seminare von Iris Mäusl geraten an dieser Stelle oft in eine Art Rauschzustand, weil es doch einfacher ist, seine Essgewohnheiten umzustellen, als manche vielleicht gedacht haben, und weil sie es selbst in der Hand haben. Haben Sie in Ihrem ersten Protokoll die »Knackpunkte« gefunden? Was haben Sie früher schon intuitiv richtig gemacht? Wie sieht es mit dem neuen Protokoll aus? Wo liegt der gravierende Unterschied zwischen den beiden Protokollen? Was soll sich noch verändern?

Diese schriftliche Aufgabe ist kein Muss. Tun Sie es nur, wenn Sie Spaß daran haben – und vergessen Sie nie, dass es nicht darauf ankommt, starr irgendwelche Regeln zu befolgen. Viel wichtiger ist es, die Zusammenhänge zu begreifen, die dazu führen, dass wir Hunger haben, und wie wir ihn austricksen können. Der folgende Ernährungs-Check macht Ihnen diese Zusammenhänge noch einmal deutlich und Sie erkennen Ihre Stärken und – falls noch vorhanden – Schwächen.

Notieren Sie einfach die Punktzahl in dem Kästchen, die Ihren neuen Essgewohnheiten am ehesten entspricht. Dann zählen Sie Ihre Punkte zusammen.

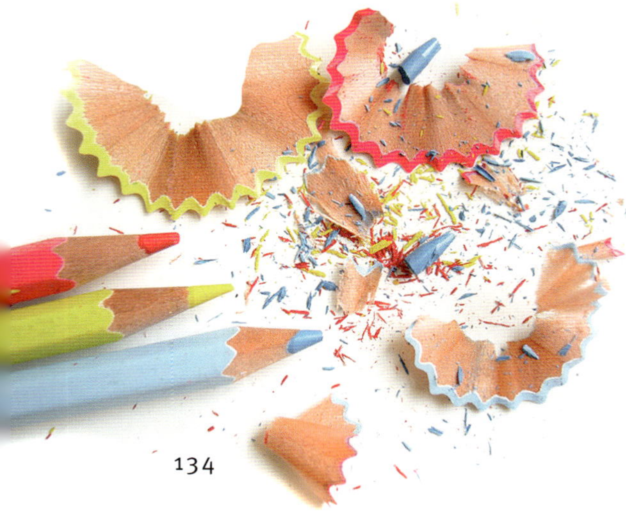

	Mehrmals täglich	Täglich	Wöchentl.	Selten/nie	Summe
Ballaststoffreiche Lebensmittel					
Vollkornprodukte	3	2	1	0	
Müsli (kein Fertigmüsli)	3	2	1	0	
Gemüse/Salat	3	2	1	0	
Obst					
Bananen	1	1	1	0	
Weintrauben	1	1	1	0	
Melonen	1	1	1	0	
Anderes Obst	3	2	1	0	
Eiweißprodukte					
Quark	3	2	1	0	
Joghurt	3	2	1	0	
Fettarme Milch	3	2	1	0	
Eier	0	1	3	0	
Käse unter 30 % Fett	3	2	1	0	
Fette					
Vollmilch	0	1	1	3	
Käse über 30 %	-1	0	3	1	
Sahne	0	0	0	3	
Butter/Margarine	-2	-1	0	3	
Olivenöl/Rapsöl	2	3	1	0	
Wurst/fettes Fleisch	-2	-1	0	3	
Geflügel	1	2	3	0	
Nüsse/Leinsamen	0	2	3	0	
Fertigprodukte mit Fett (Pommes)	-3	-2	0	3	
Fisch	2	2	3	0	

	Mehrmals täglich	Täglich	Wöchentl.	Selten/nie	Summe
»Schlechte« Kohlehydrate					
Weißmehl (Brötchen, Weißbrot, Zwieback, Knäckebrot, Brezel, Fladenbrot)	-3	-1	0	3	
Fertigprodukte	-3	-1	0	3	
Süßigkeiten	-3	-1	0	3	
Cornflakes	-3	-1	0	3	
Kuchen/Gebäck	-3	-1	0	3	
Zucker/Süßstoff	0	0	1	3	
Kombination Fett/Kohlehydrate					
Torten	-3	-1	0	3	
Croissants	-3	-1	0	3	
Schokolade/Riegel/Nusscreme	-3	-1	0	3	
Eis	-3	-1	0	3	
Pudding	-3	-1	0	3	
Burger	-3	-1	0	3	
Paniertes Fleisch	-3	-1	0	3	
Sahnesoßen	-3	-1	0	3	
Pommes	-3	-1	0	3	
Chips	-3	-1	0	3	
Kräcker	-3	-1	0	3	
Pfannkuchen	-3	-1	0	3	
Mehlspeisen	-3	-1	0	3	
Immer als Beilage zum Fleisch (also Nudeln, Kartoffeln, Reis, Pommes frites)	-3	-1	0	3	

	Mehrmals täglich	Täglich	Wöchentl.	Selten/nie	Summe
Getränke					
Hochprozentiger Alkohol	-3	-1	0	3	
Kaffee/schwarzer Tee	-1	-0	1	3	
Limonaden	-2	-1	0	3	
Bier	-2	-1	0	3	
Wein	-1	1	3	2	
Wasser	3	1	0	0	
Trinkmenge	ab 2,5 l:	bis 2 l:	unter 2 l:	unter 1 l:	
	3	2	-1	-3	

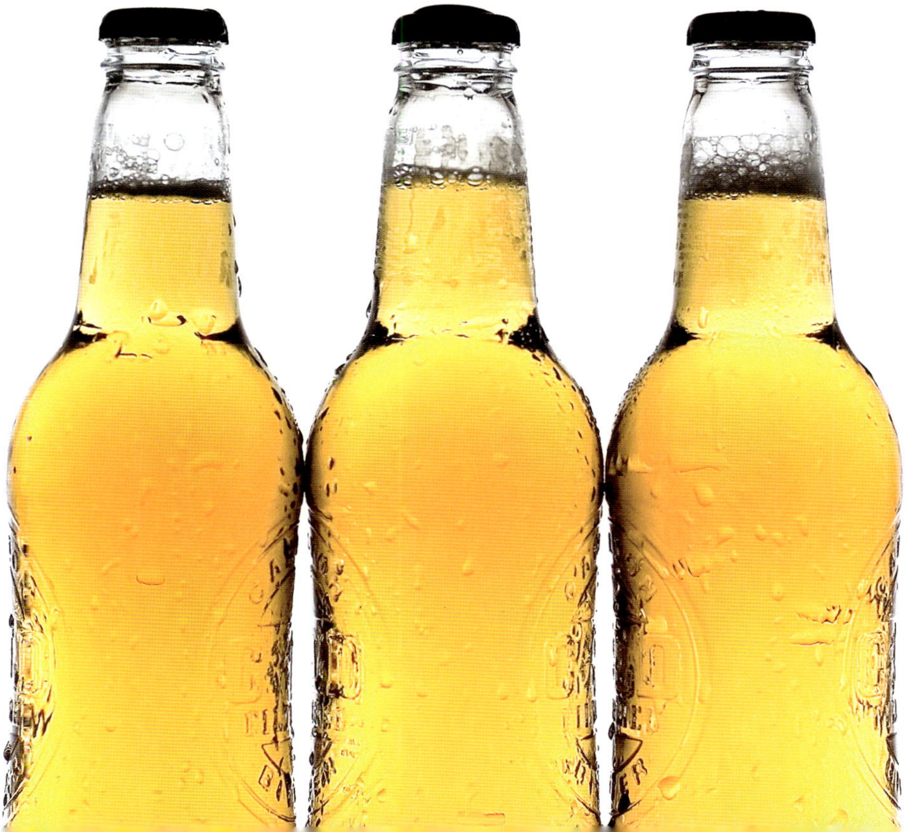

	sehr oft	oft	selten	nie	Summe
Drei Hauptmahlzeiten					
Salat vorher	3	2	0	-1	
Aperitif	-3	-2	-1	3	
Zwischenmahlzeiten					
Süßes	-2	-1	0	3	
Snacks	-2	-1	0	3	
Obst	3	2	1	-3	
Letzte Nahrung					
	16 Uhr: 3	18 Uhr: 2	20 Uhr: 0	Nach 20 Uhr: -2	
Hunger					
Heißhunger	-5	-3	-1	5	
Ignorieren Sie Hunger?	-5	-3	-1	5	
Mahlzeiten auf Teller übrig lassen	1	1	1	0	

	sehr oft	oft	selten	nie	Summe
Durchblick					
Wissen Sie genau, was Sie zu sich nehmen und welche Inhaltsstoffe sich auf Ihrem Teller befinden?	+5	+3	-3	-5	
Qualität					
Fertigprodukte	-2	-1	0	3	
Verarbeitete Lebensmittel (Dosen, Eingelegtes)	-1	0	0	3	
Instantprodukte	-3	-2	-1	3	
Frisches Obst und Gemüse	3	2	0	-3	
Kalte Mahlzeiten	3	2	0	-3	
Warme, verarbeitete Lebensmittel	0	1	3	3	
Nahrungsergänzung/Mineralstoffe					
	2	2	1	0	
Gewichtskontrolle					
	–	3	3	-3	

Auswertung

Innerhalb einer Gruppe und im gesamten Test gilt: Umso höher die Punktzahl, desto optimaler sind Ihre Essensgewohnheiten, vorausgesetzt, Sie essen nicht täglich das Gleiche. Haben Sie wenig Punkte in einer Gruppe erreicht, finden Sie nachfolgend noch einmal kurz zusammengefasst die wichtigsten Tipps.

→ Ballaststoffe

Ballaststoffreiche Nahrungsmittel machen satt, schlank und fit. Viele Ballaststoffe stecken in Vollkornprodukten, Müsli, Gemüse, Salat und Obst.

→ Obst

Umso mehr und frischer, desto besser. Obst enthält viele Vitalstoffe, Ballaststoffe und wenig Fett (Ausnahme Avocado) und glänzt durch einen niedrigen glykämischen Wert (Ausnahmen: Bananen, Weintrauben, Melonen).

→ Eiweißprodukte

Sie sind für den Aufbau des ganzen Körpers unentbehrlich und werden kaum als Fettpolster gelagert. Außerdem werden unsere Fettverbrennungsöfen, die Muskeln, hieraus gebaut. Also, so viel Eiweiß wie möglich, aber immer auf den Fettgehalt achten! Magermilchprodukte und mageres Fleisch sind hier die erste Wahl.

→ Fette

Fette ja, aber die richtigen! Alle harten, festen und sichtbaren Fette (Butter, Margarine, gehärtete Fette in Fertigprodukten, Schokolade, Wurst, Fettränder etc.) und Fette, die stark erhitzt wurden (z. B. Frittiertes), sind extrem ungesund und für sehr viele Krankheiten mit verantwortlich. Die Fette, die wir brauchen, stecken in Nüssen, Körnern, Fisch, Oliven- und Rapsöl.

→ Schlechte Kohlehydrate

Sie machen dick, träge und hungrig. Zu ihnen gehört alles, in dem Zucker und Weißmehl steckt. Hier hilft nur Kontrolle der Etiketten. Wissen Sie, wie viel Zucker in Ketchup, Senf, Wurstwaren oder in einer Fertiglasagne, Fertigmüsli und Cornflakes stecken? Ganz zu schweigen von Marmeladen, Schokolade, Eis. Auch ausgemahlene Weißmehlprodukte wie Brötchen, Weißbrot, Zwieback, Knäckebrot, Brezel und Fladenbrot haben auf den Körper eine ähnliche Wirkung wie Zucker.

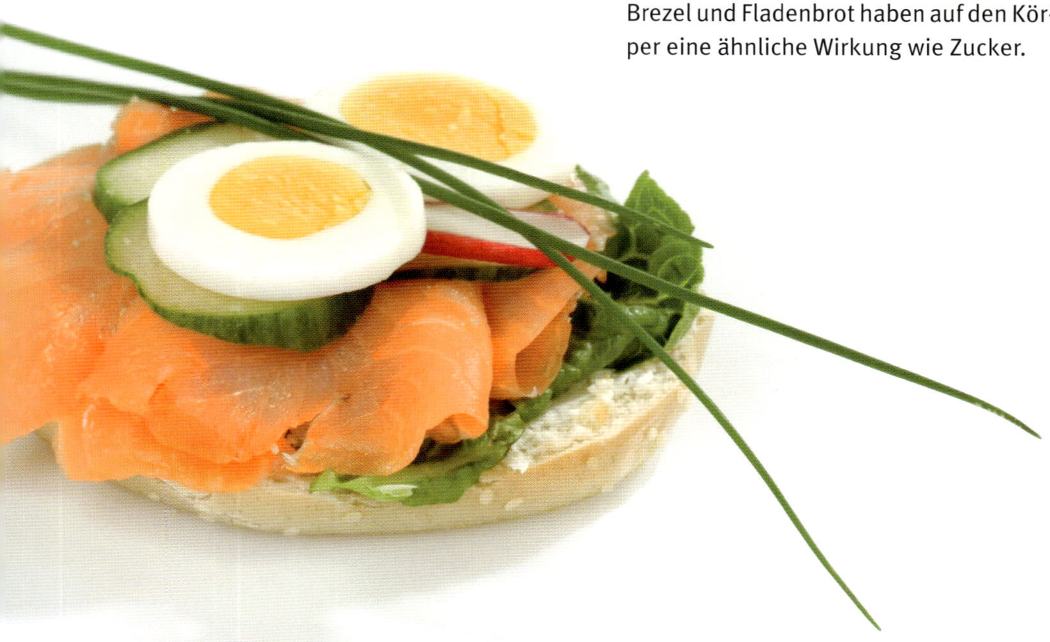

→ Kombination Fett/Kohlehydrate

Kombinationen von Fett und Kohlehydrate (Zucker) wandern sofort auf die Hüften. Beispiele hierfür sind: Torten, Croissants, Schokolade, Eis, Pudding, Burger, paniertes Fleisch, Sahnesoßen, Pommes, Chips, Kräcker, Pfannkuchen, Mehlspeisen etc. Solche Kombinationen können auch zu diversen Krankheiten wie Diabetes II, Herz-Kreislauf-Erkrankungen, Cholesterinproblemen etc. führen. Achten Sie deshalb möglichst auf eine Trennung und nehmen Sie entweder nur fette oder nur kohlehydratreiche Mahlzeiten zu sich. Zum Beispiel Gemüse als Beilage zum Fleisch statt Nudeln, Kartoffeln, Reis und Pommes frites, dann ist auch die Sahnesoße kein Problem. Wer es ganz vorbildlich machen möchte, bereitet Soßen mit Magerquark zu.

→ Getränke

Generell viel trinken, und zwar Wasser – verdünnte Fruchtsäfte und grüner Tee, Früchte- oder Kräutertees sind auch gut. Ein Gläschen Rotwein nach einer Mahlzeit ist erlaubt. Alles, was viel Zucker enthält, macht dick und hungrig. Deshalb Alkohol und Limonaden meiden. Auch Sportlergetränke sind nur bei einem sehr energieraubenden Sport zu empfehlen.

→ Drei Hauptmahlzeiten

Die Nahrungszufuhr sollte hauptsächlich aus drei richtigen Mahlzeiten bestehen. Wird der Körper auch zwischendurch mit ganzen Mahlzeiten versorgt, ist er so mit Speichern beschäftigt, dass er keine Zeit zum Abbau der Nahrung hat. Schaffen Sie also bewusst Abbau-Lücken.

Zusätzlich ist die Reihenfolge innerhalb einer Mahlzeit für die Verstoffwechslung ausschlaggebend. Ein Salat am Anfang ist aufgrund seines hohen Ballaststoffgehalts ideal, Aperitifs hingegen wirken sich negativ auf die Verwertung der gesamten Mahlzeit aus.

→ Zwischenmahlzeiten

Als Zwischenmahlzeiten sind Obst, Salat und Käse geeignet, um kein starkes Hungergefühl aufkommen zu lassen und so die Gesamtmenge der Mahlzeiten nicht überproportional zu vergrößern. Süßes oder Snacks verhindern den Abbau von angelegten Reserven und provozieren durch hohe Insulinausschüttungen Hunger und starke Gelüste. Daher sollte immer auf nahrungsfreie Intervalle geachtet werden, um einen Abbau der Reserven zu ermöglichen. Eine Mahlzeit aus Kohlehydraten verhindert dies für drei Stunden, eine Fettmahlzeit für vier Stunden. Eiweißmahlzeiten dagegen verhindern den Abbau nicht, sie fördern ihn vielmehr.

→ Letzte Nahrung

Die letzte Nahrungsaufnahme vor dem Zubettgehen sollte möglichst früh und leicht ausfallen, um dem Körper eine Zeit des Abbaus und der Regeneration zu verschaffen. Also möglichst wenig Kohlehydrate und möglichst viel Eiweiß.

→ Hunger

Hungergefühle sollten unbedingt vermieden werden. Der Körper legt bei jedem »Notsignal Hunger« neue Fettzellen an, um sich vor der nächsten »Hungersnot« wirksam zu schützen. Zudem wird dem Körper weniger Energie zugeführt und somit die energieraubenden Muskeln abgebaut. Dies erklärt den Jo-Jo-Effekt von Reduktionsdiäten: Die Muskelmasse (die unsere zugeführte Energie verbraucht) wurde abgebaut, um den Grundumsatz zu senken und so mit weniger Essen auszukommen. Nun warten neue Fettzellen gierig auf Nachschub. Also bitte bloß nicht hungern, sondern intelligent essen und auch mal bewusst, wenn der Hunger gestillt ist, Reste einer Mahlzeiten auf dem Teller übrig lassen.

→ Durchblick: Wie oft wissen Sie genau, was Sie zu sich nehmen?

Um sich gezielt und gesund ernähren zu können, sollten Sie nicht nur die angesprochenen Stoffwechselvorgänge des Körpers kennen, sondern sich auch über Fett-, Zucker- und Kohlehydratgehalt, besser noch über die glykämische Last Ihrer häufig gegessenen Lebensmittel informieren.

→ Qualität: Frische Produkte

Nur frische Produkte enthalten ihre natürliche und hohe Konzentration an Vitalstoffen. Essen Sie daher am besten Lebensmittel, die so wenig wie möglich verarbeitet wurden. In Fertigprodukten und verarbeiteten Lebensmitteln (Dosen, Eingelegtes) sind leider immer auch unerwünschte Zusatzstoffe und weniger Vitalstoffe enthalten. Besonders gemieden werden sollten Instantprodukte und knusprige Gebäcke, da sie für den Stoffwechsel ungünstige Fette, Stärke und Enzyme enthalten.

→ Nahrungsergänzung/Mineralstoffe

Aufgrund der heutigen Anbau- und Ernährungssituation bleibt zu bezweifeln, ob durch die Nahrung alleine genügend Vitalstoffe zugeführt werden können. Allerdings deckt eine Tablette niemals die Fülle der Vitalstoffe ab, die unser Körper benötigt. Viele Vitalstoffe und ihre Wechselwirkungen sind noch nicht erschöpfend erforscht – und was nicht bekannt ist, lässt sich auch nicht ergänzen.

→ Gewichtskontrolle

Regelmäßige Gewichtskontrolle ist wichtig, um die Momentsituation und die aktuelle Tendenz zu erkennen. Am besten und übersichtlichsten ist es deshalb, einfach einmal für einige Tage ein Gewichts- und Ernährungstagebuch zu führen, anhand dessen Sie inspirierende Rückschlüsse ziehen können. Anstatt oder zusätzlich zum Gewicht ist auch der gemessene Körperumfang aussagekräftig. Die Waage zeigt nicht an, ob das Gewicht von schlank machenden Muskeln oder von Fettpolstern herrührt – beim Maßband jedoch ist das Resultat eindeutig. Denn ein Kilo Fett ist viel voluminöser als ein Kilo Muskeln!

Gesamtenergiebedarf selbst berechnen: Wie viele Kalorien benötigen Sie?

Um einen Überblick darüber zu gewinnen, wie viel Energie der eigene Körper täglich benötigt, ist es sinnvoll den individuellen Grundumsatz zu berechnen. Dieser ist je nach Geschlecht, Alter, Gewicht, Größe und körperlicher Aktivität bei jedem Menschen anders.

Bei regelmäßigem Sport wird zum Beispiel der Energie-Grundumsatz eines Menschen um bis zu 25 Prozent erhöht. Bei drei bis vier Stunden Training pro Tag – nicht, dass Sie das tun sollten!, nur einmal theoretisch – verdoppelt sich der Energieverbrauch des Körpers. Bei extremem Ausdauersport verzehnfacht er sich sogar. Hochleistungssportler wie Triathleten oder Radsportprofis haben deshalb auch keine Probleme, Fett zu verbrennen. Für sie ist eher die Frage entscheidend: Wie führe ich mir die Mengen an Kalorien zu, die ich brauche?

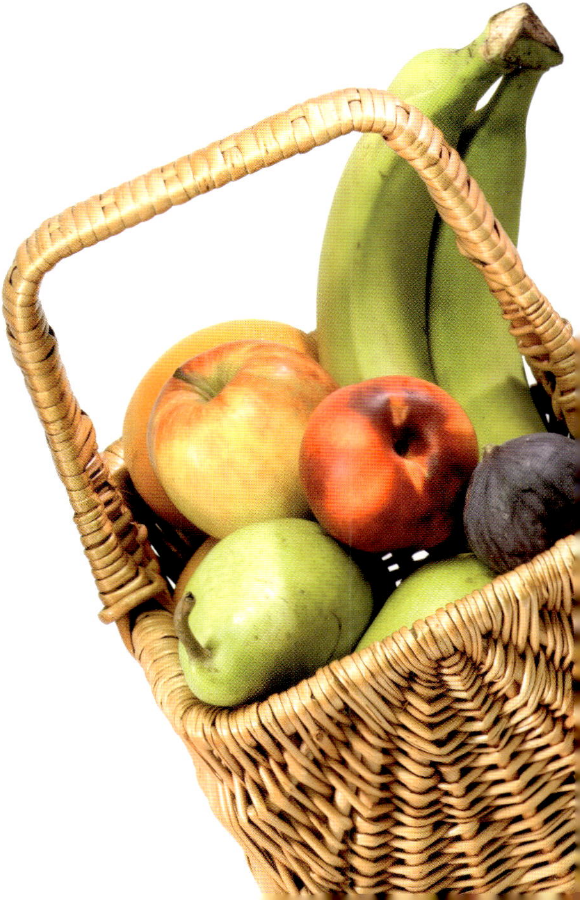

Wie wir mittlerweile wissen, sind Kalorien nicht der Weisheit letzter Schluss und auch die Berechnung des Grundumsatzes berücksichtigt nicht die unterschiedlichen genetischen Anlagen. Die nachfolgende Formel ist die aktuellste auf dem neuesten Stand der Forschung und kann Ihnen so zumindest einen guten Anhaltspunkt geben, wie hoch Ihr persönlicher Grundumsatz ist.
Kleiner Tipp: Schätzen Sie ihn, bevor Sie zum Taschenrechner greifen.

Bei einer mäßig trainierten Frau beträgt der Grundumsatz pro Tag nur 29 Kalorien pro Kilogramm Körpergewicht.
Bei einem trainierten Mann beträgt der Grundumsatz pro Tag dagegen 38 Kalorien pro Kilogramm Körpergewicht. Das liegt daran, dass Männer mehr Muskelmasse haben als Frauen. Der Mann verbraucht also pro Woche 3500 Kalorien mehr als die Frau, das entspricht einem Pfund verbranntem Körperfett mehr pro Woche – das wären theoretisch an die 25 Kilo mehr verbranntes Fett pro Jahr!

Grundumsatz Berechnung

➔ Für Männer
Grundumsatz (in kcal) =
66,5 + (13,75 x kg) + (5,003 x cm) – (6,775 x Alter)

➔ Für Frauen
Grundumsatz (in kcal) =
655,1 + (9,563 x kg) + (1,850 x cm) – (4,676 x Alter)

Beispiel:
Für eine 35-jährige, sportlich aktive (dreimal wöchentlich 45 Minuten) Außenhandelskauffrau von 1,70 m Größe und einem Gewicht von 65 kg würde folgende Formel gelten:

655,1 + (9,563 x 65) + (1,850 x 170) – (4,676 x 35) =
655,1 + 621,595 + 314,5 – 163,66 =
1.428 kcal Grundumsatz.

Der so errechnete Grundumsatz entspricht dem Tageskalorienbedarf eines Menschen im Ruhezustand, wobei hier weder die Arbeitsintensität noch der konstitutionsbedingte Energiebedarf berücksichtigt ist.
Durch die täglichen körperlichen Aktivitäten kommt der sogenannte Leistungs-

stoffwechsel hinzu. Beide Werte, Grundumsatz und Leistungsstoffwechsel addiert, ergeben den Gesamtenergiebedarf. Dieser sollte mit der Ernährung eine ausgeglichene Energiebilanz darstellen.
Der Leistungsumsatz wird durch den »physical activity level« (PAL) berechnet. Da der Körper für jede Bewegung Energie benötigt, steigt mit Dauer und Intensität des Sports der Energiebedarf.
Der zuvor errechnete Grundbedarf an Kalorien wird nun mit dem PAL multipliziert, wodurch der tägliche Kalorienbedarf errechnet ist. Für unser Beispiel – eine 35-jährige sportlich aktive (dreimal wöchentlich 45 Minuten) Außenhandelskauffrau von 1,70 m Größe und einem Gewicht von 65 kg – sieht die Rechnung folgendermaßen aus:

1.428 kcal Grundumsatz x (1,8 + 0,3) = 2.999 kcal Leistungsumsatz pro Tag.

Der individuelle PAL-Wert kann der folgenden Tabelle entnommen werden:
PAL: physical activity level = Wert der körperlichen Aktivität
Der Durchschnitt liegt bei 1,55–1,65.

Beruf und Freizeit	Beispiele	PAL
Nur sitzende oder liegende Tätigkeiten	alte und auch gebrechliche, bettlägerige Menschen	1,2
Vor allem sitzende Tätigkeit mit wenig oder keiner anstrengenden Freizeitaktivität	Tätigkeit im Büro	1,4–1,5
Sitzende Tätigkeit, gelegentlich zusätzlicher Energieaufwand bei gehenden und stehenden Tätigkeiten	Studentin, Kraftfahrer	1,6–1,7
Überwiegend stehende und auch gehende Arbeit	Familienmanagerin, Verkäufer, Kellner, Handwerker	1,8–1,9
Körperlich anstrengende Arbeit	Bauarbeiter, Tierpflegerin, Leistungssportler	2,0–2,4
Menschen, die zusätzlich zu ihrer beruflichen Tätigkeit 3- bis 4-mal in der Woche 30 bis 60 Minuten Sport treiben, dürfen zu diesem Grundwert noch 0,3 PAL-Einheiten dazuaddieren.		

Der Mensch is(s)t, was er denkt

12

Der Mensch ist, was er isst – und er ist, was er denkt. Der Einfluss unserer Gedankenwelt auf unseren Körper, der vor einigen Jahren noch mancherorts als »positives Denken« belächelt wurde, ist heute wissenschaftlich erwiesen. Neurobiologen haben überzeugend dokumentiert, welche Kraft in unseren Gedanken steckt – und dass wir selbst es in der Hand haben, ob wir ein Leben auf der Sonnenseite oder im Schatten führen möchten.

Gefühle beeinflussen unser Gehirn! Und die hoch komplexen Vorgänge in unserem Gehirn wiederum beeinflussen unser Befinden. Dem Gehirn ist es egal, ob der Impuls, den es registriert, von einem Gedanken oder einem Gefühl kommt. Das Gehirn nimmt das wahr, was gerade präsent ist. Darauf reagiert es. Ohne groß nachzufragen. Das Gehirn ist ein Befehlsempfänger. Wenn es den Auftrag hat, nur Situationen zu registrieren, in denen sein Chef oder seine Chefin sich dick und unattraktiv fühlt, dann führt es diesen Auftrag brav aus. Wir sollten uns also sehr genau überlegen, welche Aufträge wir unserem Zentralcomputer geben.

Unsere Wahrnehmungen sind geprägt von unseren Stimmungen. Wir nehmen verstärkt das wahr, was wir fühlen. Wenn wir deprimiert sind, sehen wir nur die Schattenseiten.

Das gilt auch in der Zeit des Abnehmens. Manchmal fühlen wir uns vielleicht als Versager, weil wir nicht abgenommen haben, oder ärgern uns, weil wir schon wieder mit kurzkettigen Kohlehydraten gefeiert haben. So kommt eins zum anderen. Unsere Stimmung taucht alles in Grau und Schwarz und macht uns farbenblind, sodass wir nichts Buntes, Helles mehr sehen können. Wenn wir den Blick dann auf unsere Vergangenheit richten, fallen uns fast ausschließlich Situationen ein, in denen wir nicht gerade auf dem Siegertreppchen brillieren. Diese Grauzone ist deshalb so hartnäckig wie ein atlantischer Tiefausläufer, weil das Gehirn einen freundlichen, dienstbeflissenen Charakter hat: Es sucht hilfsbereit und nimmermüde nach Assoziationen, die zu unserer Stimmung passen. Ganz nach dem Motto: *Mein Mensch fühlt sich dick und unattraktiv, also suche ich Erinnerungsstücke, die ihn darin bestätigen. Zum Beispiel damals, als er im Schwimmbad diesen Bauchplatscher machte und alle ihn ausgelacht haben.*

Das Gehirn sucht aber genauso dienstbeflissen positive Erfahrungen – wenn sie angefordert werden: *Mein Mensch könnte Bäume ausreißen vor Elan, sie fühlt sich wie eine Schönheitsgöttin und ich unterstütze das mit Zuversicht und Motivation. Zum Beispiel mit der Erinnerung ar damals, als der von allen umschwärmte Sven schnurgerade auf sie zukam – und alle anderen, die ihn anhimmelten, stehen ließ. Zum Beispiel, wie sie damals auf der Party ganz frech und selbstbewusst als Erste die Tanzfläche erobert hat … und wie sie dann getanzt hat!*

Das Gehirn wertet nicht. Darin ähnelt es einem Computer. Es sortiert lediglich Gleiches zu Gleichem. Die Guten ins Töpfchen, die Schlechten ins Kröpfchen.

Das menschliche Gehirn verändert sich nicht bloß durch die Erfahrungen, die wir im Laufe unseres Lebens machen. Es verändert sich auch durch die Art und Weise, wie wir mit unseren Erfahrungen und Gefühlen umgehen. Wir können unser Gehirn also neu programmieren, indem wir neu mit unseren Gefühlen umgehen. Positive und negative Gefühle werden im Gehirn von verschiedenen Systemen hergestellt. Werden diese beiden Systeme ungleich mit Informationen versorgt, ist die Balance gestört. Wir bestimmen darüber, wie dieses Ungleichgewicht aussieht. Ist es zu unseren Gunsten oder zu unseren Lasten? Das können Sie gern wörtlich nehmen: Beflügeln Ihre Gedanken Sie oder ziehen sie Sie runter wie Bleigewichte?

Insofern möchten wir Ihnen den Rat geben, sich nicht nur körperlich klug und gesund zu ernähren – sondern auch mental. Achten Sie darauf, was Sie sich zuführen, welche Gedanken Sie sich einverleiben, welchen Gedanken Sie die Chance geben, sich als »Fettzellen« niederzulassen. Sorgen Sie dafür, dass diese Gedanken nur zu kurzzeitigen Besuchern werden. Öffnen Sie ein Fenster auf Ihrer Stirn und lassen Sie sie wegfliegen. Wie Schmetterlinge. Sorgen Sie dafür, dass Sie Gutes und Schönes denken. Vor allem über sich selbst.

Ja, vielleicht haben Sie momentan ein paar Kilo zu viel. Denen geht es jetzt an den Kragen! Sie wissen doch jetzt längst, wie diese Kilos verschwinden, und sind auf dem richtigen Weg. Und außerdem bestehen Sie nicht nur aus diesen Kilos. Sie sind ein Gesamtkunstwerk mit vielen wunderbaren Eigenschaften. Freuen Sie sich an Ihrem Leben und wuchern Sie mit den Pfunden der Fröhlichkeit!

Den Hunger austricksen: Indem wir den Dingen die Bedeutung geben, die (es) uns leicht macht. Denn alles in unserem Leben hat genau jene Bedeutung, die wir ihm geben.

In dem Augenblick, wo wir uns bewusst machen, dass wir Einfluss darauf haben, wie wir eine Begebenheit deuten und verarbeiten, können wir die Bedeutungsgebung verändern. Es wird uns besser gehen. Wir werden auch mehr Erfolg haben, denn häufig boykottieren Menschen ihren Erfolg durch negative Erwartungen nach dem Motto: Das wird ja sowieso nichts. Wenn Sie so etwas denken, können Sie es bleiben lassen. Sie haben Ihre Erfolgsprognose selbst gestellt und werden sich nur selten täuschen. Ob Sie glauben, dass Sie etwas können, oder ob Sie glauben, dass Sie etwas nicht können: Sie werden meistens recht behalten. Und zu diesem Zeitpunkt haben Sie noch nichts unternommen, um Ihr Ziel zu erreichen. Sie haben nur darüber nachgedacht. Eine Prognose abgegeben. Ist es eine positive, so haben Sie die besten Chancen, Ihr Ziel zu erreichen.

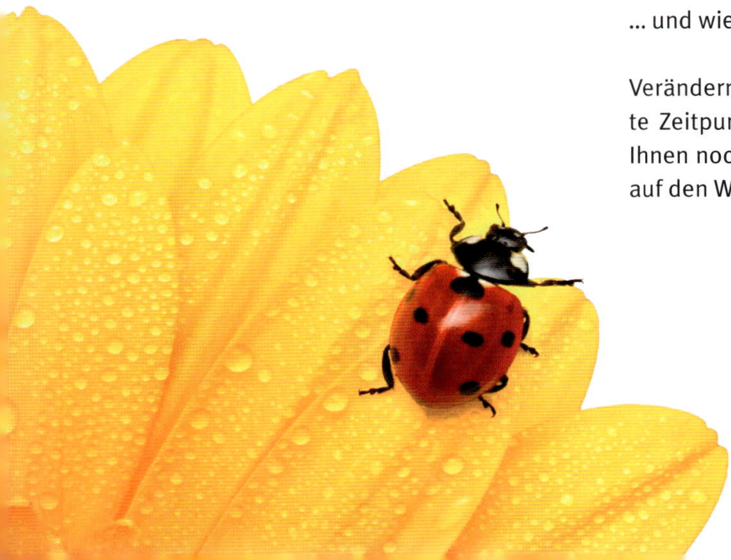

Also, beginnen Sie jetzt! Formulieren Sie jetzt Ihre positive Prognose. Wie sieht sie aus? Nehmen Sie sich Zeit dafür und formulieren Sie sie so positiv wie möglich. Sagen Sie nicht:

- *Ich möchte wenn möglich in Zukunft weniger Schokolade essen oder vielleicht schaffe ich es, drei Kilo abzunehmen, oder es wäre ja ganz toll, wenn ich irgendwann mal Sport machen würde.*

Formulieren Sie klar und deutlich und positiv:

- *Ich esse weniger Schokolade mit mehr Genuss.*
- *Ich nehme leicht drei Kilo ab.*
- *Ich freue mich auf das Abenteuer Sport.*
- *Ich werde mich pudelwohl fühlen in meiner Haut.*
- *Mein Körper ist ein wunderbares Geschenk, mit dem ich von nun an bewusst und liebevoll umgehe.*

... und wie klingt Ihre Zukunft?

Verändern Sie sich jetzt! Jetzt ist der beste Zeitpunkt! Zum Dessert möchten wir Ihnen noch einige Tricks als Proviant mit auf den Weg geben.

Kalorienfreie Schmankerl

Gerade beim Thema Schönheit spielt die Psyche eine Hauptrolle. Schönheit ist subjektiv. Wir *fühlen* uns schön, wir *fühlen* uns mausgrau, dick oder unförmig. Das hat häufig gar nichts mit der Realität zu tun. Allgemein als attraktiv bezeichnete Menschen finden sich selbst oft hässlich. Wer sich hässlich fühlt, geht geschrumpft durchs Leben – was gravierende Auswirkungen auf unser Selbstbewusstsein hat – doch das wiederum sollte stark sein, wenn man seine Ziele erreichen und im Leben erfolgreich sein möchte.

Hören Sie auf Ihren Bauch

Entdecken Sie Ihre emotionale Intelligenz und hören Sie auf Ihre innere Stimme. Damit ist nicht jene Stimme gemeint, die bei der Kirmes unbedingt gebrannte Mandeln möchte, weil die so lecker duften, sondern die tiefe innere Stimme, die Ihnen signalisiert, welche wichtigen Vitalstoffe Sie jetzt gerade brauchen, um optimal versorgt zu sein und den Hunger wirkungsvoll auszuschalten.

Seien Sie wählerisch und gut zu sich

Machen Sie keine Kompromisse, wenn es ums Essen geht. Essen Sie nicht irgendetwas, sondern nur das, was Sie möchten und was Ihnen schmeckt. Essen Sie niemals anderen zuliebe und betätigen Sie sich auch nicht als »Resteverwerter«. Speisen Sie wie ein König. Das Beste ist gerade gut genug – und das Beste ist das Gesündeste.

Mut zum Mäkeln

Sie müssen nicht alles essen, was Ihnen vorgesetzt wird. Haben Sie den Mut, ein Essen im Restaurant zurückgehen zu lassen, wenn es Ihnen beispielsweise zu fettig ist. Trauen Sie sich, nach der genauen Zubereitung zu fragen, und bestellen Sie das, was Sie möchten – auch wenn es nicht auf der Karte steht. Selbstverständlich wird man in einem guten Restaurant, in dem Wert auf das Wohl der Gäste gelegt wird, Rücksicht auf Ihre Sonderwünsche nehmen – dass Sie den Salat vielleicht mit weniger Öl wünschen oder mit Zitronensaft angemacht, dass Sie zum Fleisch lieber mehr Gemüse nehmen statt Nudeln oder Kartoffeln usw.

Ziel in Sicht

Verlieren Sie Ihr Ziel nie aus den Augen und planen Sie Ihre konkreten Schritte dorthin. Wie genau möchten Sie Ihre Ernährung umstellen? Welche Aktivitäten möchten Sie wie oft und wann genau in Ihren Alltag integrieren. Verschieben Sie nichts, bleiben Sie Ihrem Ziel treu.

Vorratskammer leeren

Wenn die Gelüste wachsen und uns herumtreiben, dann gibt es nur eine gute Lösung: Es ist nur Gesundes im Haus. Wo nichts ist, kann auch nichts wachsen. Wo keine Chips lagern, kann man auch nicht beim Videoabend darüber herfallen. Aus den Augen, aus dem Sinn (oder zumindest aus der Reichweite). Achten Sie darauf, dass Ihre Vorratskammer nur das enthält, was zu Ihren Zielen passt.

Langeweile kurzweilig gestalten

Manchmal kommen wir auf die Idee zu essen, weil wir gerade nichts Besseres zu tun haben. Der Appetit aus Langeweile ist gefährlich und sollte sinnvoll umgewandelt werden – zum Beispiel in einen Appetit auf Sport. Programmieren Sie sich um. Sobald die Langeweile auftaucht, ist das ein Zeichen, aktiv zu werden. Das ist zu Beginn zwar ein wenig gewöhnungsbedürftig, läuft nach einer Weile allerdings wie von selbst!

Sich selbst überlisten

Manchmal ist man trotzdem unentschlossen. Soll ich zum Sport oder soll ich doch nicht? Hilfreich ist es hier, sich einfach mal das Sportdress anzuziehen – wohlweislich mit der Option, es ja wieder ausziehen zu können. Erfahrungsgemäß geschieht das aber nicht. Wenn man einmal in Sportkleidung steckt, motiviert das – schließlich will man sich nicht umsonst umgezogen haben.

Vanille ohne Eis

Umgeben Sie sich mit Vanille: Vanilleduft setzt im Gehirn Serotonin frei, das stimmt positiv und bremst die Lust auf Schokolade!

Eis ohne Vanille

Legen Sie Beeren oder Weintrauben oder andere Früchte in das Gefrierfach und lutschen Sie sie zwischendurch – der perfekte Eisersatz!

Pfefferminze lenkt ab

Putzen Sie Ihre Zähne nach dem Essen mit Pfefferminz-Zahnpasta oder kauen Sie ein trockenes Salbeiblatt. Beides verhindert die Lust auf Süßes und so kann mancher Nachtisch locker links liegen gelassen werden.

Hunger wegmassieren

Wenn doch mal ein Hungergefühl auftaucht: Atmen Sie bewusst und tief und drücken Sie dabei den Akupunkturpunkt zwischen Nase und Oberlippe sanft zwanzig Sekunden lang.

Das Auge isst mit

... und wenn es blau sieht, isst es weniger. Wenn es wenig sieht, isst es noch weniger, deshalb essen wir am sparsamsten von blauen Tellern bei gedimmtem Licht. Eine gute Stilvorlage für ein Candle-Light-Dinner, oder?

Auch die anderen Sinne essen mit

Wenn Ihr Weg Sie häufig an einer Bäckerei vorbeiführt, wo Sie wegen der verführerischen Düfte nicht widerstehen können, sollten Sie sich eine risikoärmere Route suchen. Auch besonders verlockende Schaufenster von Konditoreien oder anderen Delikatessläden gilt es zu meiden. Auf diese Art und Weise lernen Sie Ihr Wohnviertel einmal ganz neu kennen!

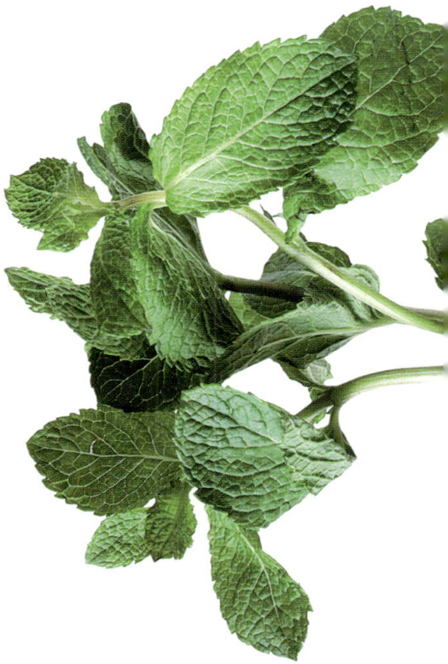

Auf diesen Trick können Sie vor allem in der Anfangszeit Ihrer Ernährungsumstellung zurückgreifen, wenn die Gelüste noch besonders stark sind.
Mit der Zeit werden Sie feststellen, dass sich Ihr Appetit verändern wird und Sie solchen Versuchungen leichter widerstehen können.

Wachstumshormone im Schlaf

Wann immer es möglich ist: Gönnen Sie sich einen Kurzschlaf von zehn Minuten. Das ist eine ideale Entspannung für Körper, Geist und Seele und selbst in dieser kurzen Zeit schüttet der Körper kostbare Wachstumshormone aus.

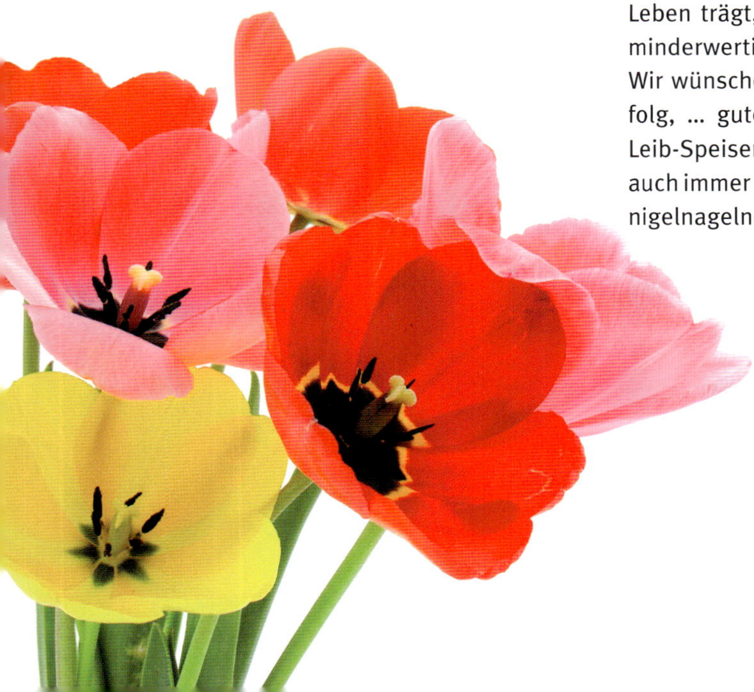

Lassen Sie Blumen sprechen

Riechen Sie, wann immer Sie dazu Gelegenheit haben, an frischen Blumen, das weckt Frühlingsgefühle und im Frühling legt der Körper keine Fettreserven an.

Mit einem kunterbunten, kalorienfreien, satt duftenden Blumenstrauß möchten wir uns nun auch von Ihnen verabschieden – in der Hoffnung, Sie noch lange zu begleiten mit all den Veränderungen, die Sie ja vielleicht jetzt schon in Ihr neues Leben integriert haben.
Glauben Sie an sich! Alles ist möglich, wenn Sie es wirklich wollen ... Und was können wir uns mehr wünschen, als ein schönes und gesundes Leben. Unser Körper als »Fahrzeug«, der uns durch dieses Leben trägt, ist viel zu wertvoll, als ihn minderwertig zu »betanken«.
Wir wünschen Ihnen viel Freude und Erfolg, ... guten Appetit bei Ihren neuen Leib-Speisen ... und eine gute Reise, wo auch immer Sie unterwegs sind mit Ihrem nigelnagelneuen »Fahrgestell«.

Die Autorinnen

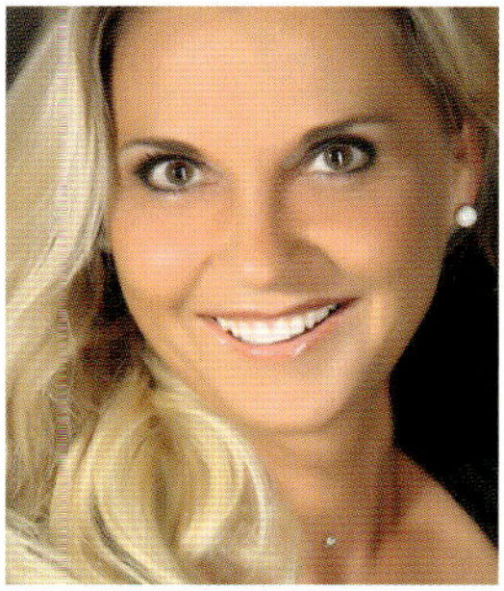

Iris Mäusl

ist seit über 15 Jahren im Bereich Gesundheit und Kosmetik tätig. Die gelernte Pharmazeutin arbeitet als Ernährungsberaterin und leitet zahlreiche Seminare und Fortbildungen in diesem Bereich. Als Expertin für Ernährung und Kosmetik ist sie bereits in zahlreichen TV-Sendungen aufgetreten, unter anderem im Bayerischen Fernsehen (»Wir in Bayern«), auf Pro Sieben (»Galileo«) und RTL (»Die Vorher-Nachher-Show«).

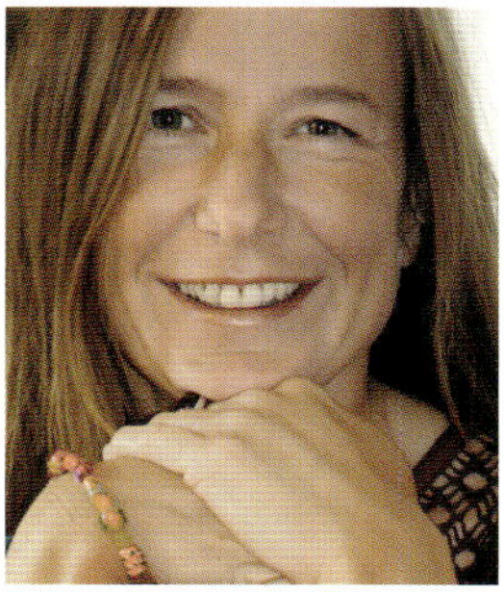

Shirley Seul

hat rund 40 Bücher – auch unter diversen Pseudonymen – zu verschiedensten Themen verfasst, darunter Romane, Sachbücher, Ratgeber, Biografien und Krimis. Außerdem arbeitet sie seit vielen Jahren erfolgreich als Ghostwriterin. Zuletzt erschien von der Autorin bei nymphenburger »Unbeschreiblich weiblich« (2005) und »Goodbye Liebchen!« (2006). Shirley Seul lebt im Fünfseenland bei München.

Weiterführende Literatur/Quellen

Burgersteins, Lothar: *Burgensteins Handbuch Nährstoffe*, Stuttgart 2007

Elmadfa, Ibrahim; Aign, Waltraute; Muskat, Erich; Fritzsche, Doris: *Die große GU Nährwert-Kalorien-Tabelle*, München 2004

Franke, Rosemarie; Hauner, Hans: *Diabetes Typ 2 - Ernährung ist die beste Medizin*, Reinbek 2001

Grillparzer, Marion: *Low Carb*, München 2005

Hamm, Michael; Baur, Christof; Thurner, Bernd: *Fit und schlank mit dem GLYX*, München 2003

Katsilambros, Nicolaos: *»Die Bedeutung des Glykämischen Index«*. In: current congress 2005

Knophius, Heike: *Fatburner*, München 2006

Montignac, Michel: *Essen - abnehmen - schlank bleiben*, CH-Uster 2002

Pape, Detlef; Schwarz, Rudolf; Gillessen, Helmut: *Gesund - Vital - Schlank*, Köln 2001

Schmidt, Edmund; Schmidt, Nathalie: *Leitfaden Mikronährstoffe*, München 2004

Souci, Siegfried; Fachmann, W.; Kraut, Heinrich: *Der kleine Souci/Fachmann/Kraut – Lebensmitteltabelle für die Praxis*, Stuttgart 2004

Strunz, Ulrich: *Die Diät*, München 2002

Suter, Paolo: *Checkliste Ernährung*, Stuttgart 2002

Völler, Rudolf: *Lexikon der Nahrungsmittel*, Reichling 2003

Register

Das kompetente Ratgeber-Programm

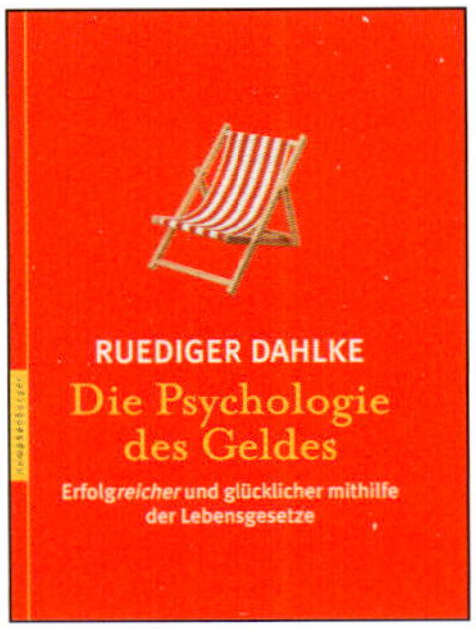

128 S., ISBN 978-3-485-01147-1

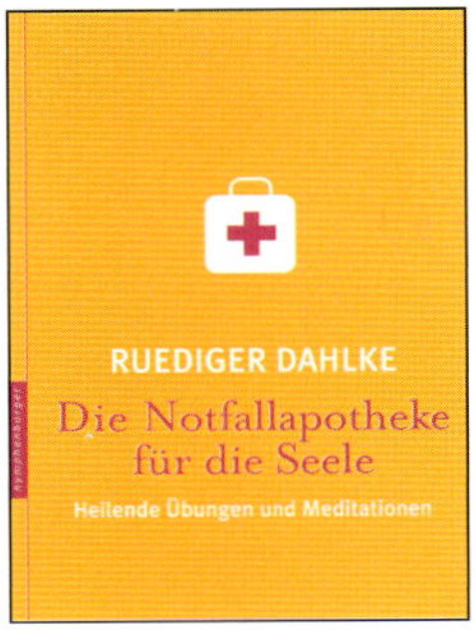

128 S., ISBN 978-3-485-01120-4

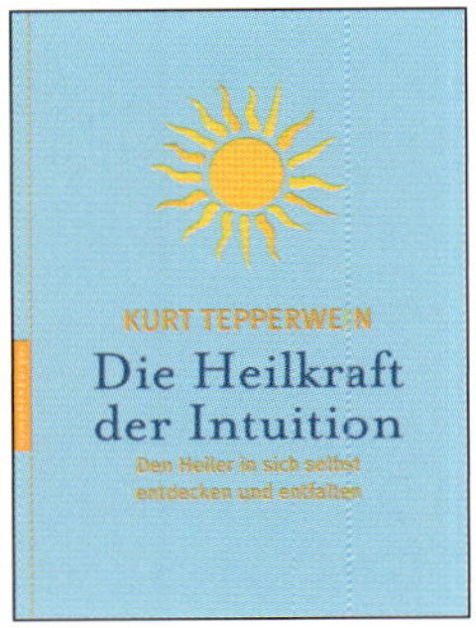

144 S., ISBN 978-3-485-01148-8

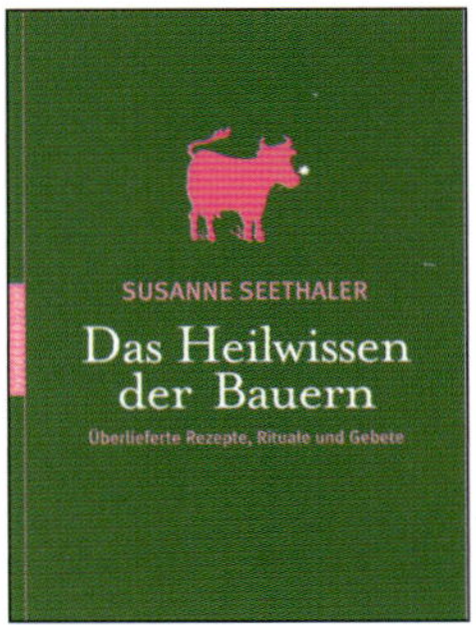

144 S., ISBN 978-3-485-01106-8

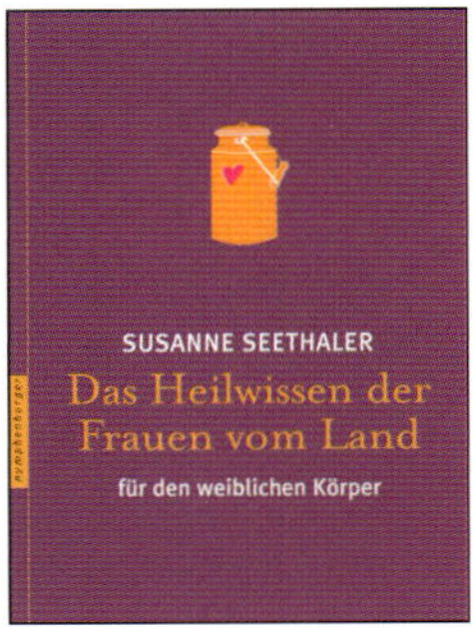

160 S., ISBN 978-3-485-01138-9

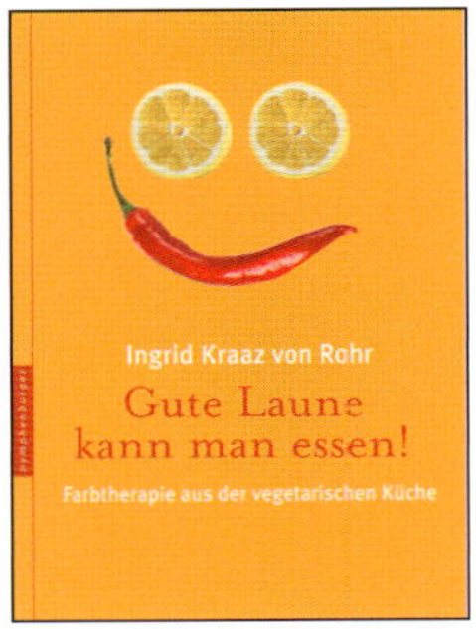

160 S., ISBN 978-3-485-01138-9

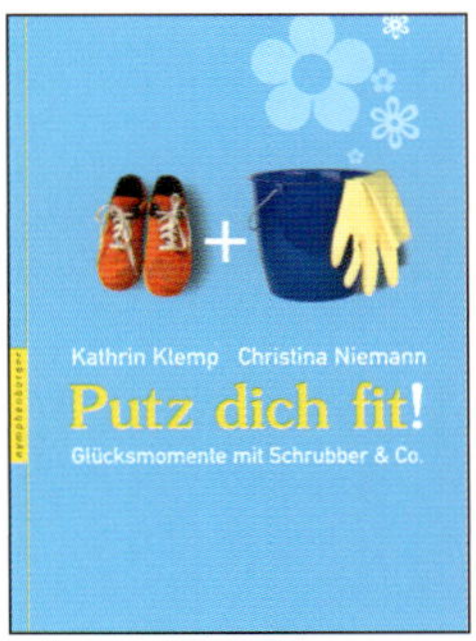

144 S., ISBN 978-3-485-01105-1

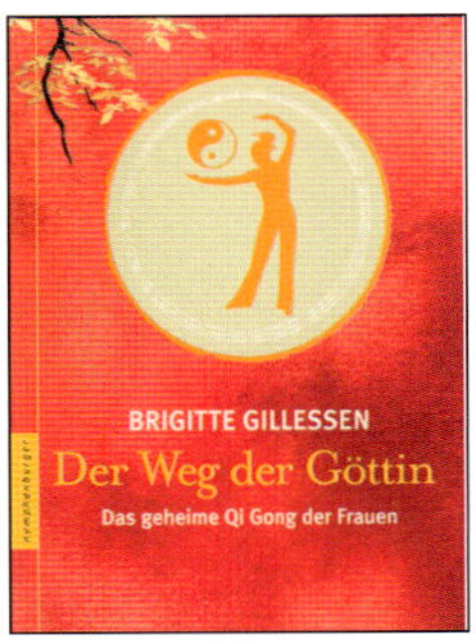

112 S., ISBN 978-3-485-01121-1

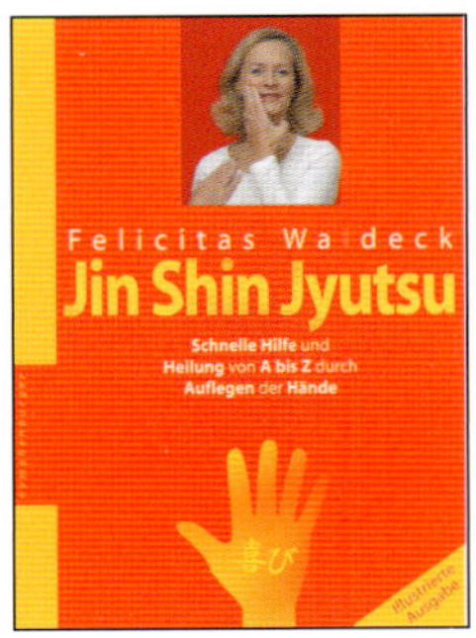

160 S., ISBN 978-3-485-01122-8

nymphenburger